◆ 不思議な「心」のメカニズムが一目でわかる ◆

認知症の人のつらい気持ちがわかる本

杉山 孝博
川崎幸クリニック院長
公益社団法人認知症の人と家族の会副代表理事

kokoro library
こころライブラリー イラスト版

講談社

まえがき

認知症と診断された人が、日々どのような思いで過ごしているのか、周囲の人にはなかなかわかりません。なかには、認知症の人に対して、イライラしたり、きつい言葉を投げつけてしまったりする人もいるでしょう。

「認知症とはなにか」という本はたくさん出版されていますが、医学的な知識や介護の技術の本が多いようです。それももちろん大切ですが、認知症の人が、なにを感じ、なにを思っているのかを理解することも重要でしょう。

以前、認知症の人の「思い」を調査したことがあります。公益社団法人「認知症の人と家族の会」(当時は「呆け老人をかかえる家族の会」)がおこなった調査です。一〇年以上たっていますが、人の気持ちは、それほど変わるものではありません。六二四通の回答からは、今も、いきいきと、気持ちが伝わってきます。本人の言葉、家族が本人から聞いた言葉には、心配や不安、恐怖、そして周囲への感謝の気持ちなど、さまざまな思いが込められています。

本書はその調査結果を参考にして、主に認知症の人の気持ちをまとめた本です。きっと読者のみなさまの想像以上に、認知症の人はいろいろな思いをもっていることがわかるでしょう。

ただ、認知症が進むと、本人から聞くことは難しくなります。なにも感じないのではなく、気持ちをうまく言葉にできないからです。

そこで私は、症状の現れ方から本人の思考を推察し、九つの法則としてまとめました。その概要を本書の第四章を中心に解説してあります。本人の世界を理解することができるでしょう。

認知症の人から周囲への気持ち、家族や周囲の人から認知症の人への気持ちを聞いたり読んだりして、私がもっとも感じたのは、互いを思いやる心、です。その気持ちを、ぜひ読者の方にも感じていただければと思います。

川崎幸クリニック院長
公益社団法人認知症の人と家族の会副代表理事
杉山孝博

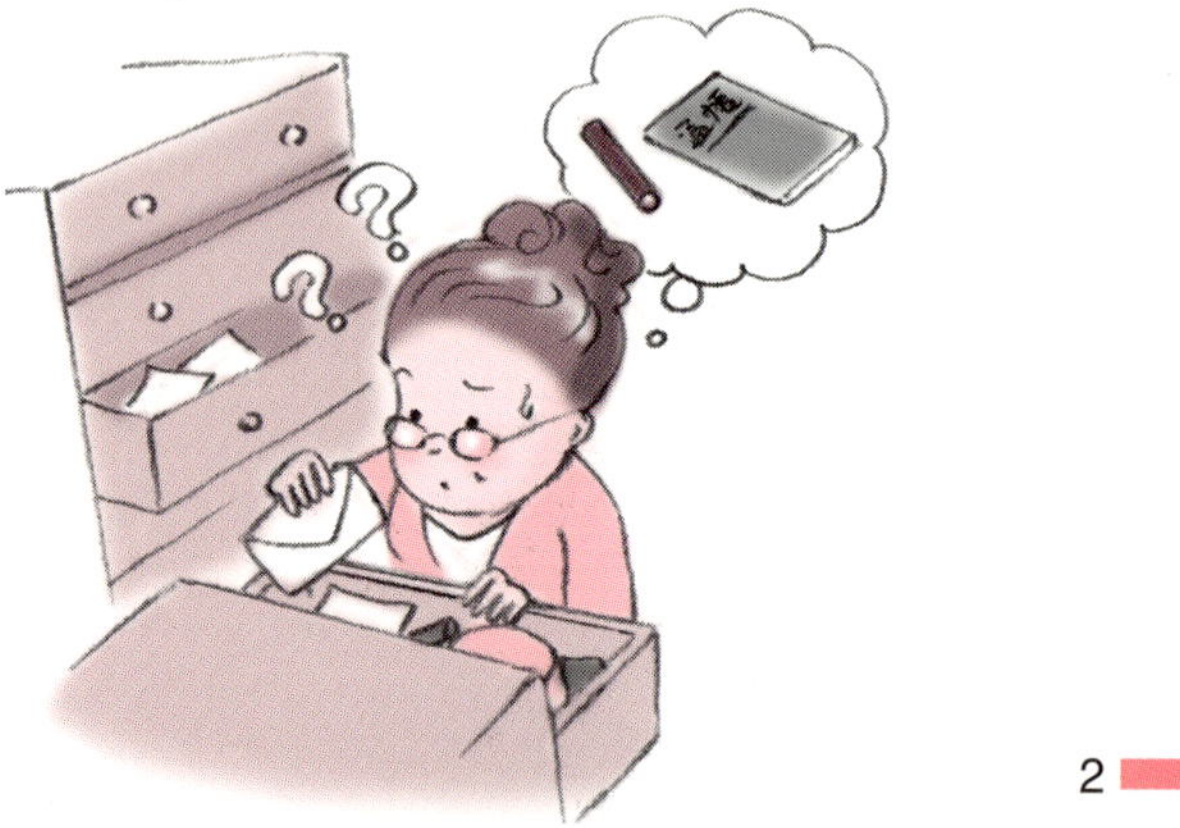

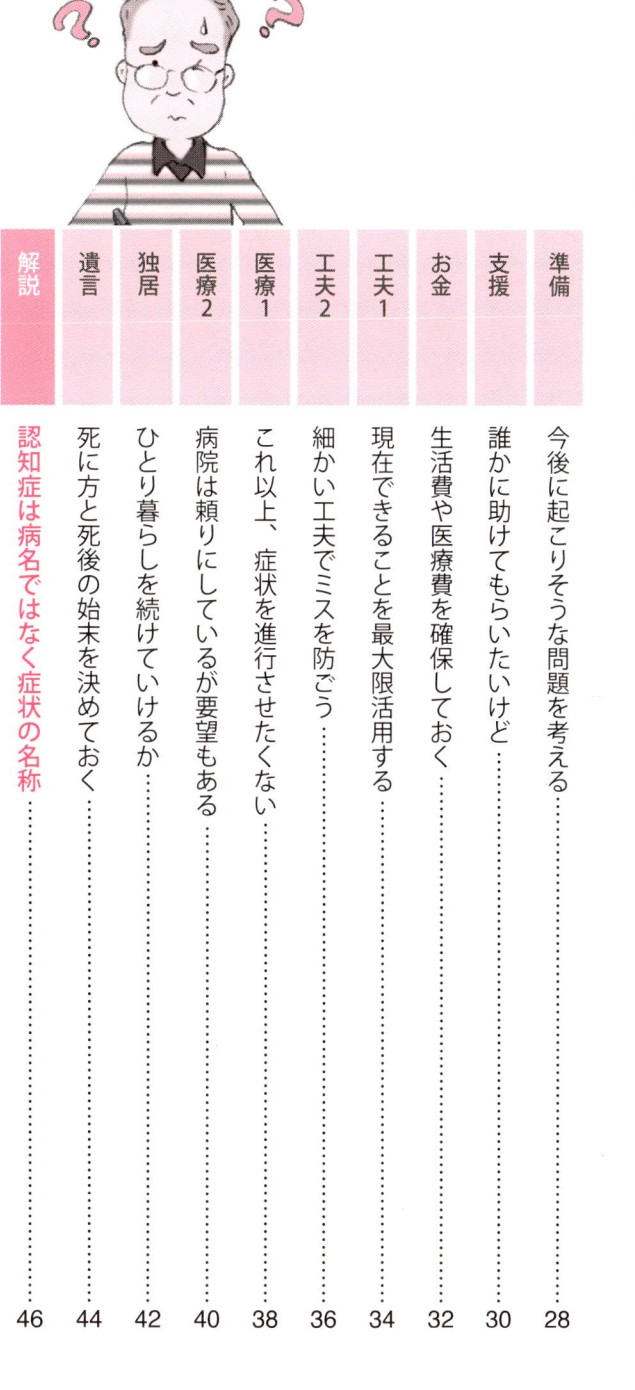

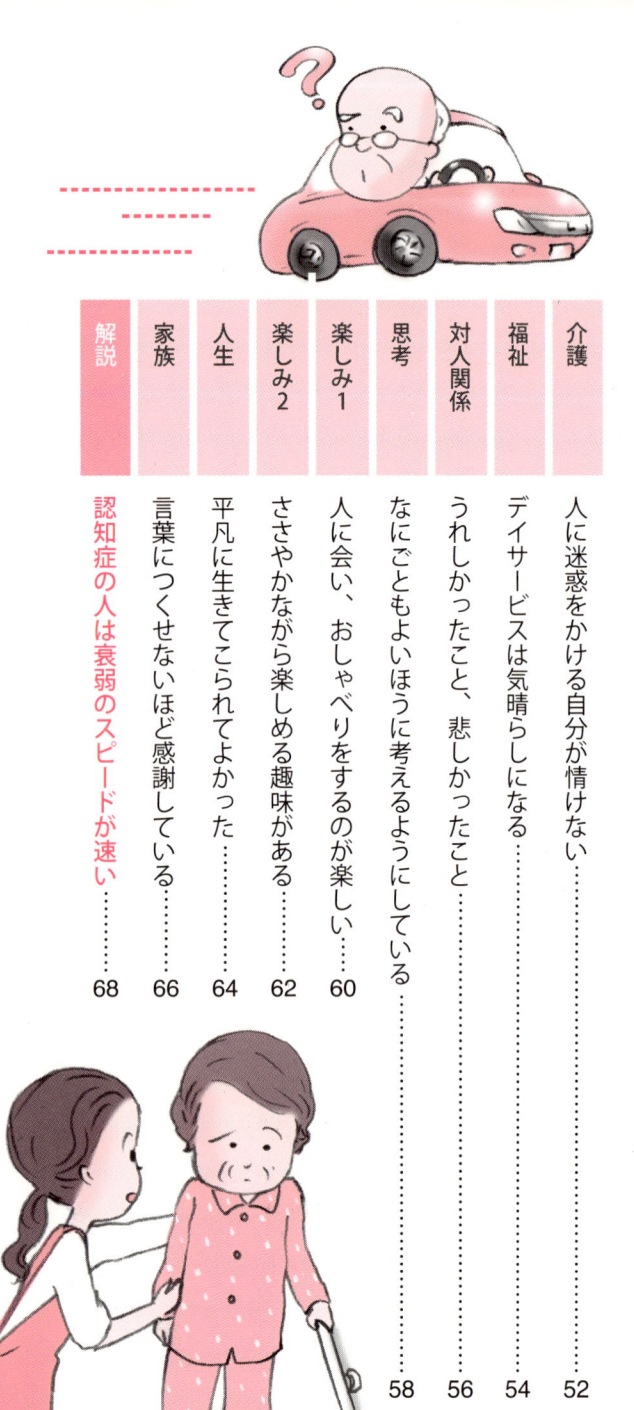

5 こんなとき、どうする？——気持ちに寄り添って……87

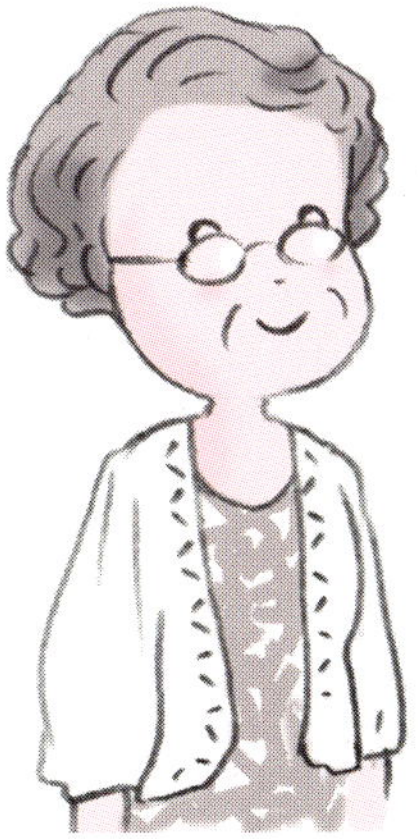

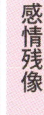

ケース

認知症でも、おばあちゃんなりに考えて、一所懸命していること

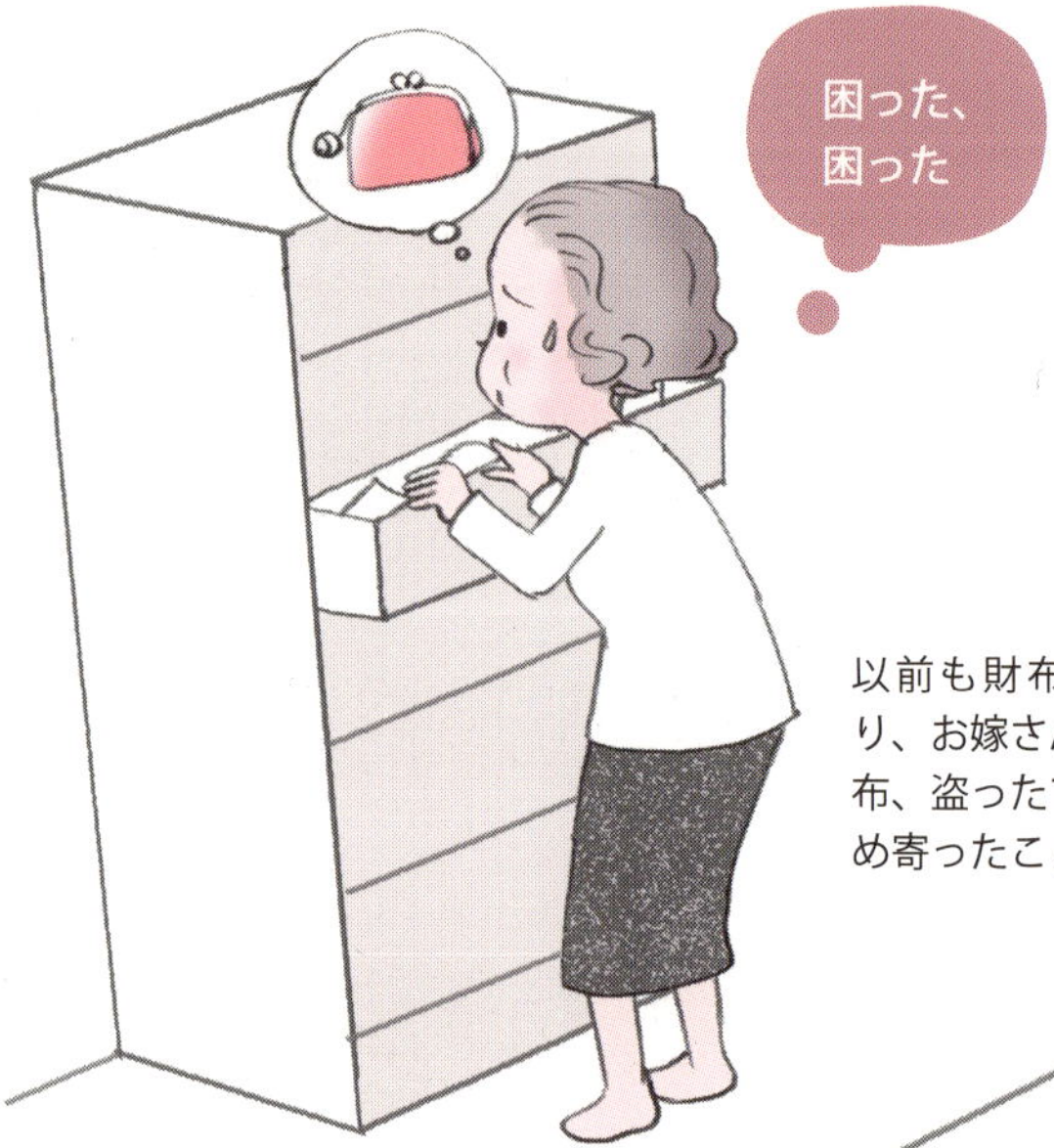
困った、困った

今日もまた、おばあちゃんは財布を捜しています。先ほどから何度もタンスの引き出しを開けたり閉めたり。このままでは「財布がなくなった」と騒ぎ出すかもしれません。

以前も財布を捜しまわり、お嫁さんに「私の財布、盗ったでしょ」と詰め寄ったことがある

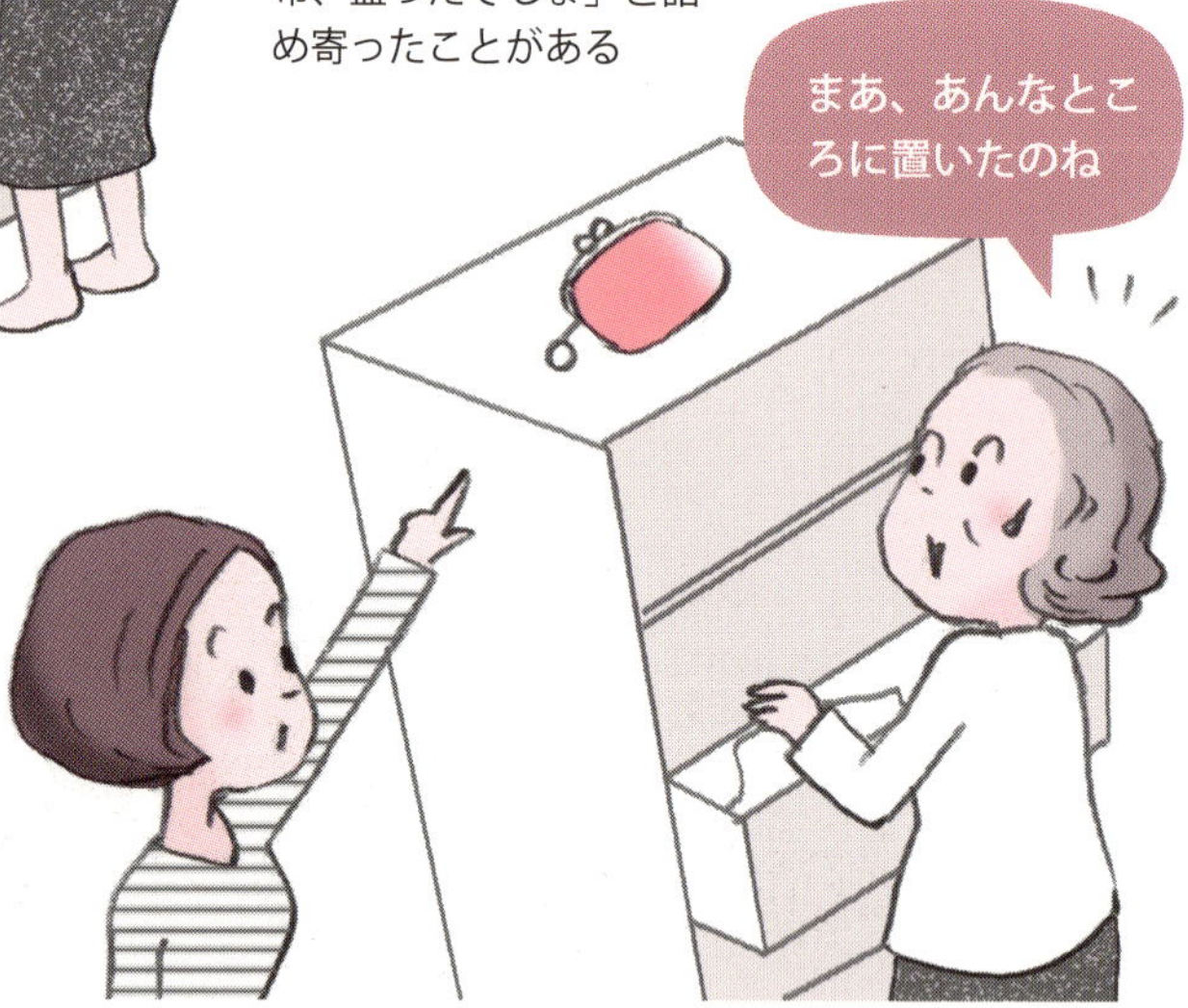
まあ、あんなところに置いたのね

そこでお嫁さんが、見つけた財布をこっそりタンスの上に置き、「おばあちゃん、あれじゃないですか」と指さしました。引き出しの中ばかり捜していたおばあちゃん、見つかったと大喜び。

お嫁さんは、いろいろな手で、おばあちゃんのもの捜しに対応

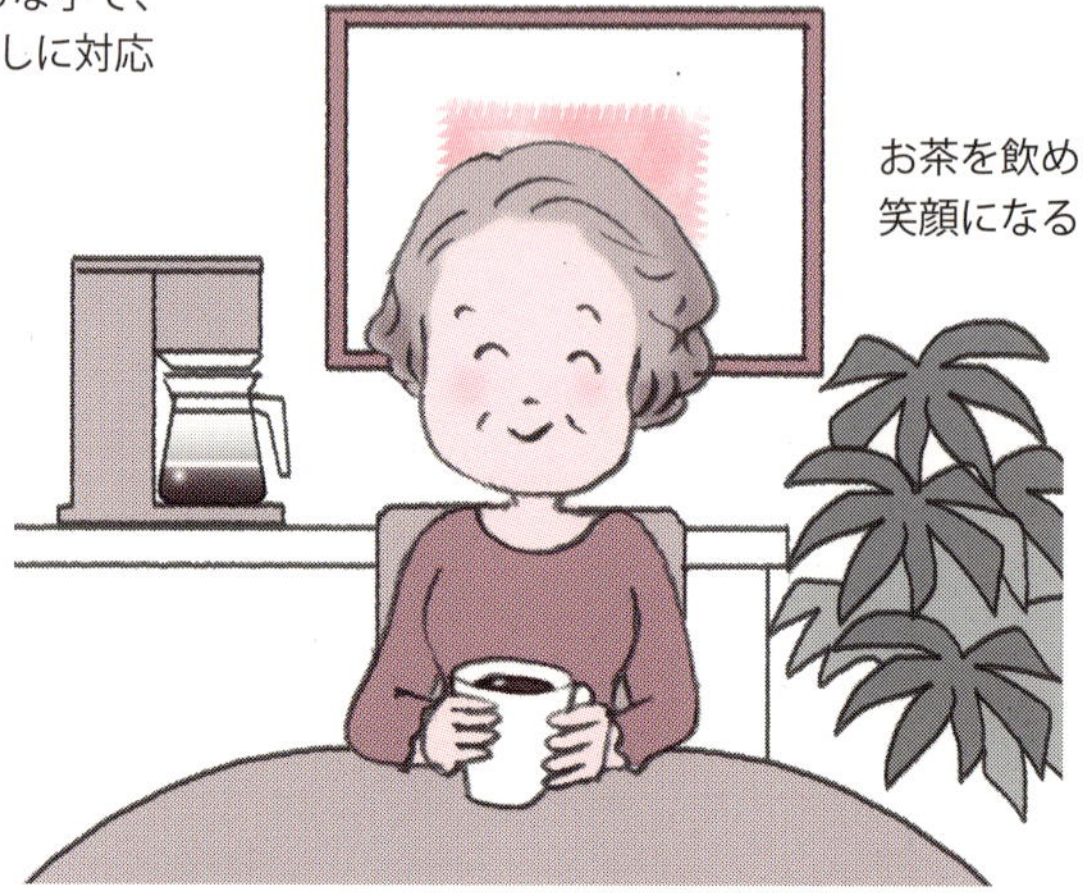

お茶を飲めば笑顔になる

あまりひとつのことばかり言って困るときには、「お茶でも」と気をそらすこともあります。おばあちゃんはコーヒーが好きなので、気分が変わって、それまで言っていたことも忘れてしまいます。

なによりの楽しみは孫との会話。学校から帰ってくると、玄関まで迎えに出ます。でも孫はすぐに塾に行ってしまうので、ゆっくりおしゃべりする暇はなかなかありません。

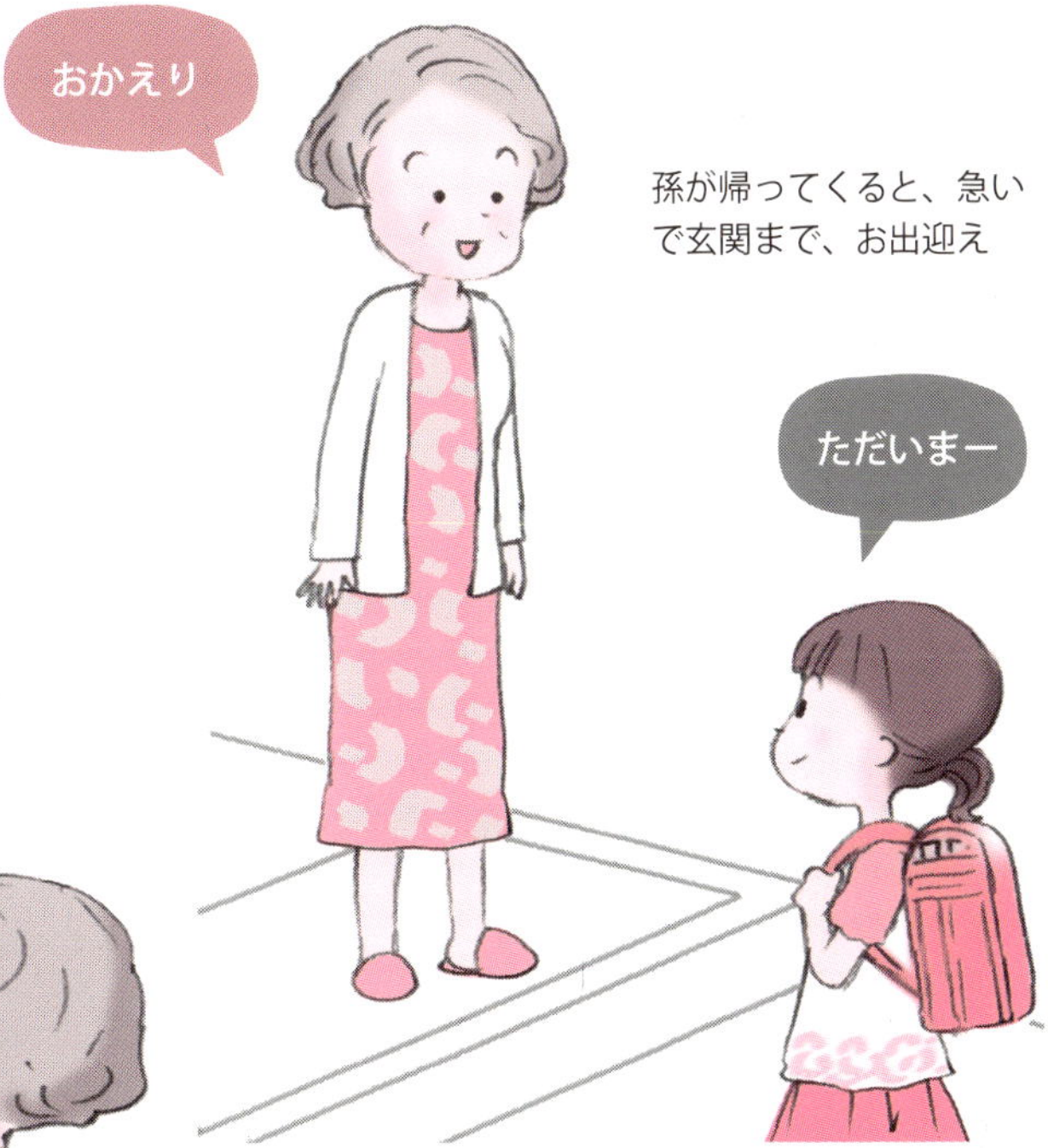
おかえり
ただいまー

孫が帰ってくると、急いで玄関まで、お出迎え

窓の外をぼんやり見ている。洗濯物が目に入らないのか

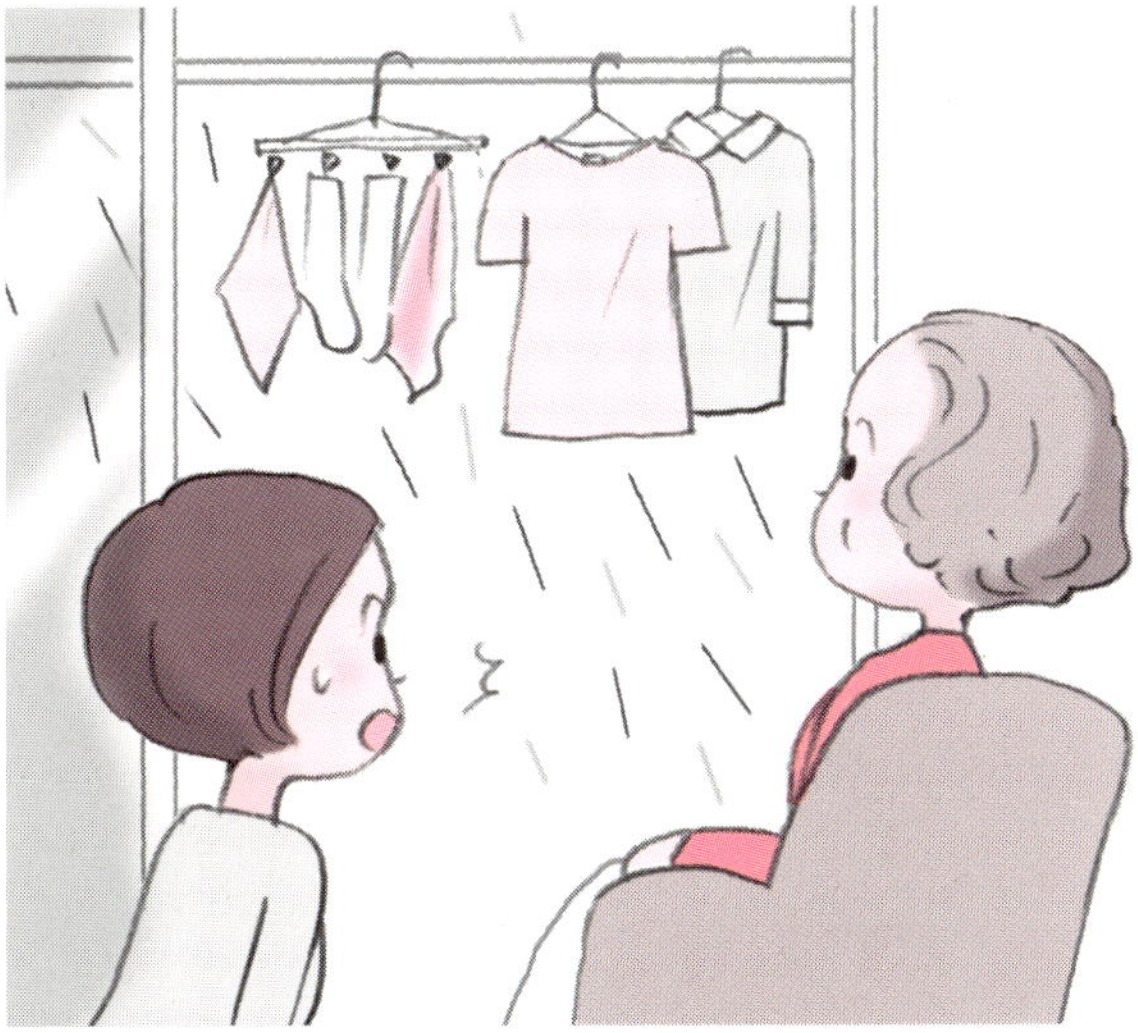

ある日、お嫁さんが買い物をしているときに雨が降ってきました。急いで家に帰ったら、おばあちゃんは外を眺めているのに洗濯物はそのまま。気がついていないのでしょうか。

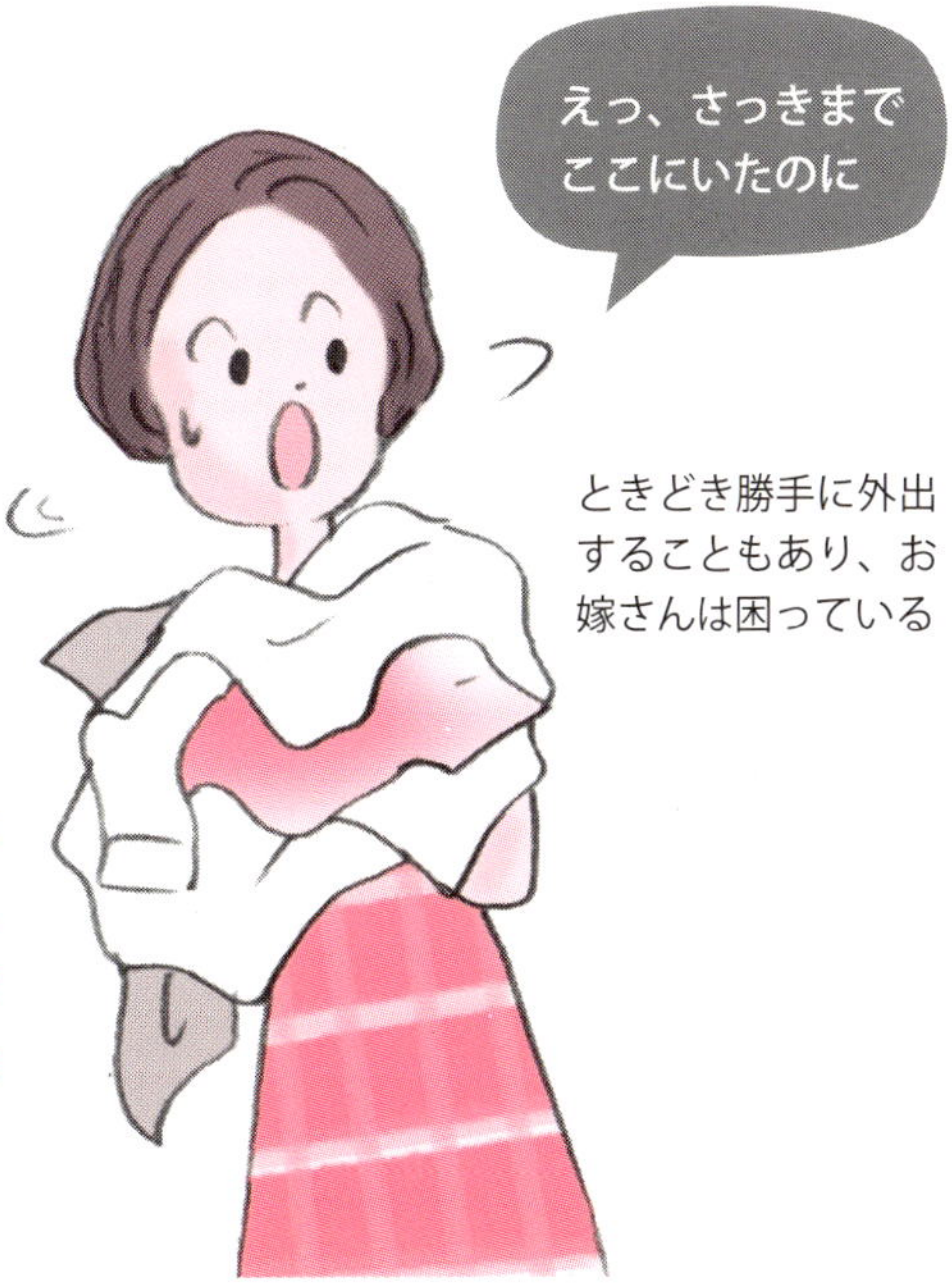
えっ、さっきまでここにいたのに

ときどき勝手に外出することもあり、お嫁さんは困っている

お嫁さんが洗濯物を大急ぎで取り込み、両手に抱えて部屋に戻ると、おばあちゃんがいません。さっきまで窓の近くのいすに座っていたのに、一瞬のことです。

以前、自宅から遠いところを徘徊《はいかい》していて保護されたことがあるので、急いで探さないとと、家をとび出したお嫁さん。すると、隣の家の庭先でぼんやり立っているおばあちゃんを発見。ずぶぬれです。

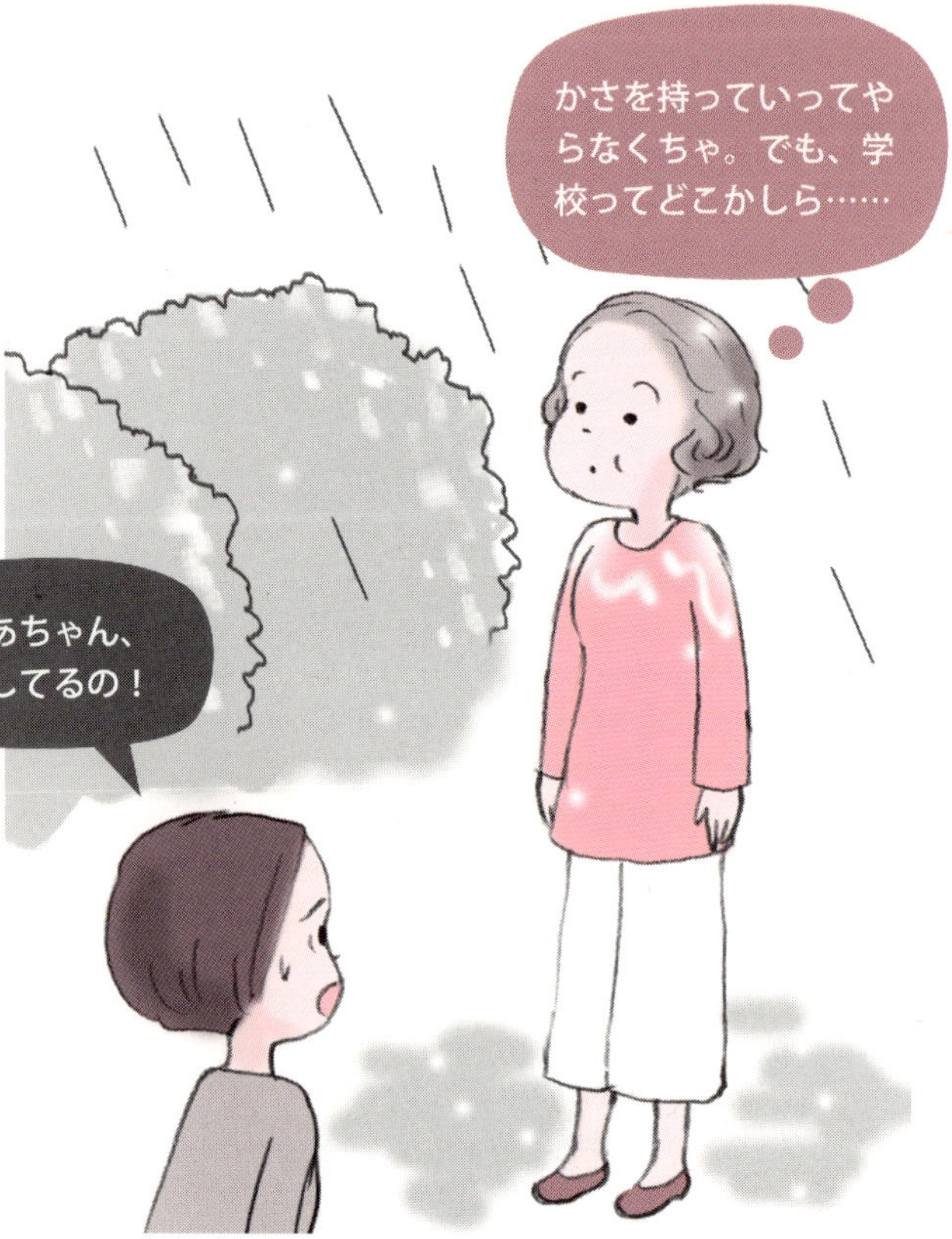
かさを持っていってやらなくちゃ。でも、学校ってどこかしら……
おばあちゃん、なにしてるの！

かさもささずに、ぼーっと立っていた

夜、帰ってきたお父さんに今日のことを話しました。するとおばあちゃんは「どうせバカですから」と平然と答えたのです。自分が認知症だとわかっているのでしょうか。

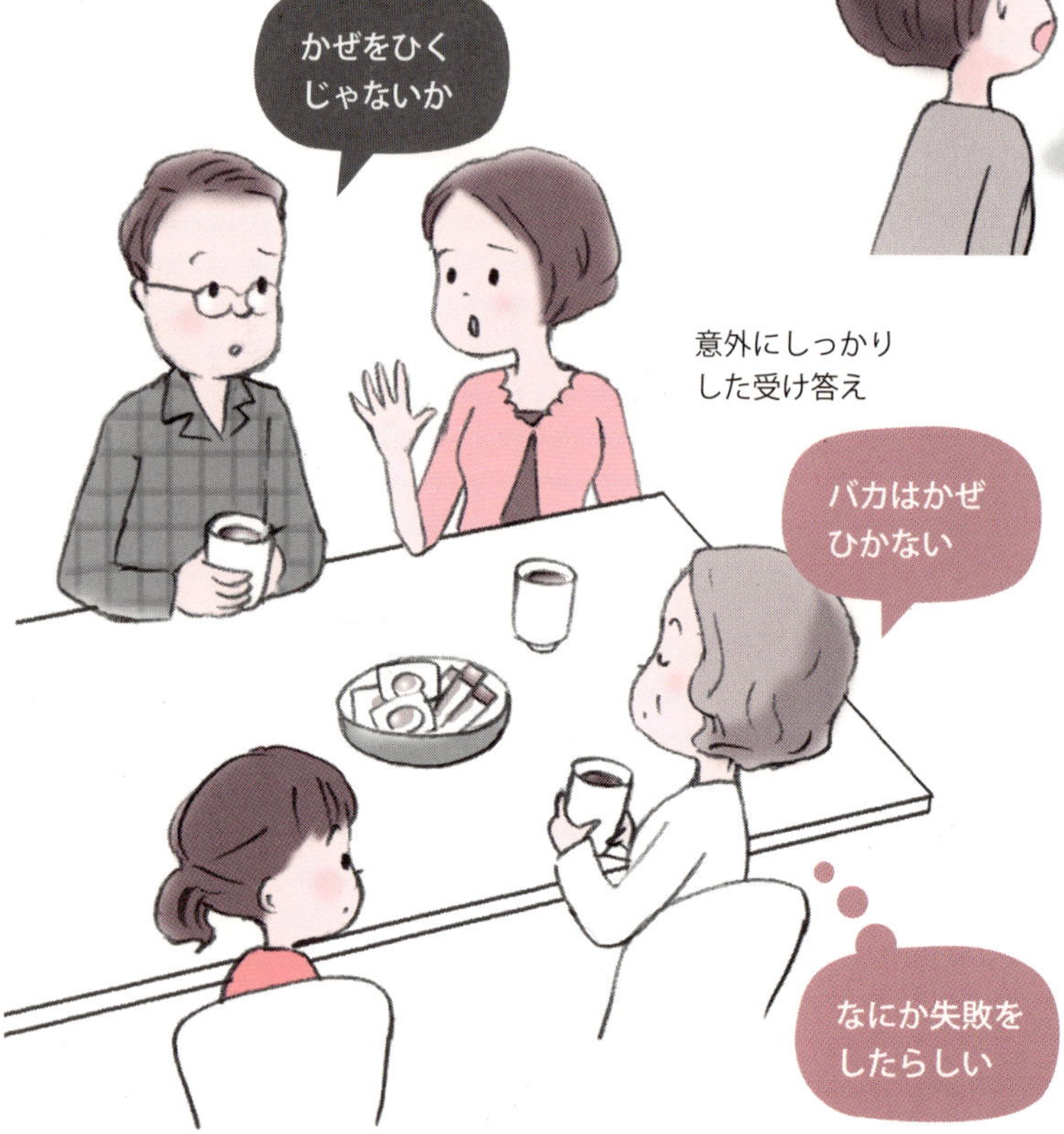
かぜをひくじゃないか
バカはかぜひかない
なにか失敗をしたらしい

意外にしっかりした受け答え

認知症の人の思考がわからないと、表に現れる言動の理由がわかりません。その時々で、本人はなくしたものを捜したり、孫を迎えに行こうと考えたりしています。でも、そのための行動が的はずれでうまくいかず、困ったり、迷ったりしています。自分が失敗をしていることも、うすうすわかっているのです。

1 自分を失っていく不安と恐怖

なんだか最近、大切な物が見つからない。
約束した覚えがないのに「なぜ来ないの？」
などと怒られる……。
もしかしたら、ぼけたのだろうかと心配していましたが、
病院に行ったら「認知症」と言われました。
これからどうしようと、途方に暮れます。
なにもわからなくなってしまうのでしょうか。

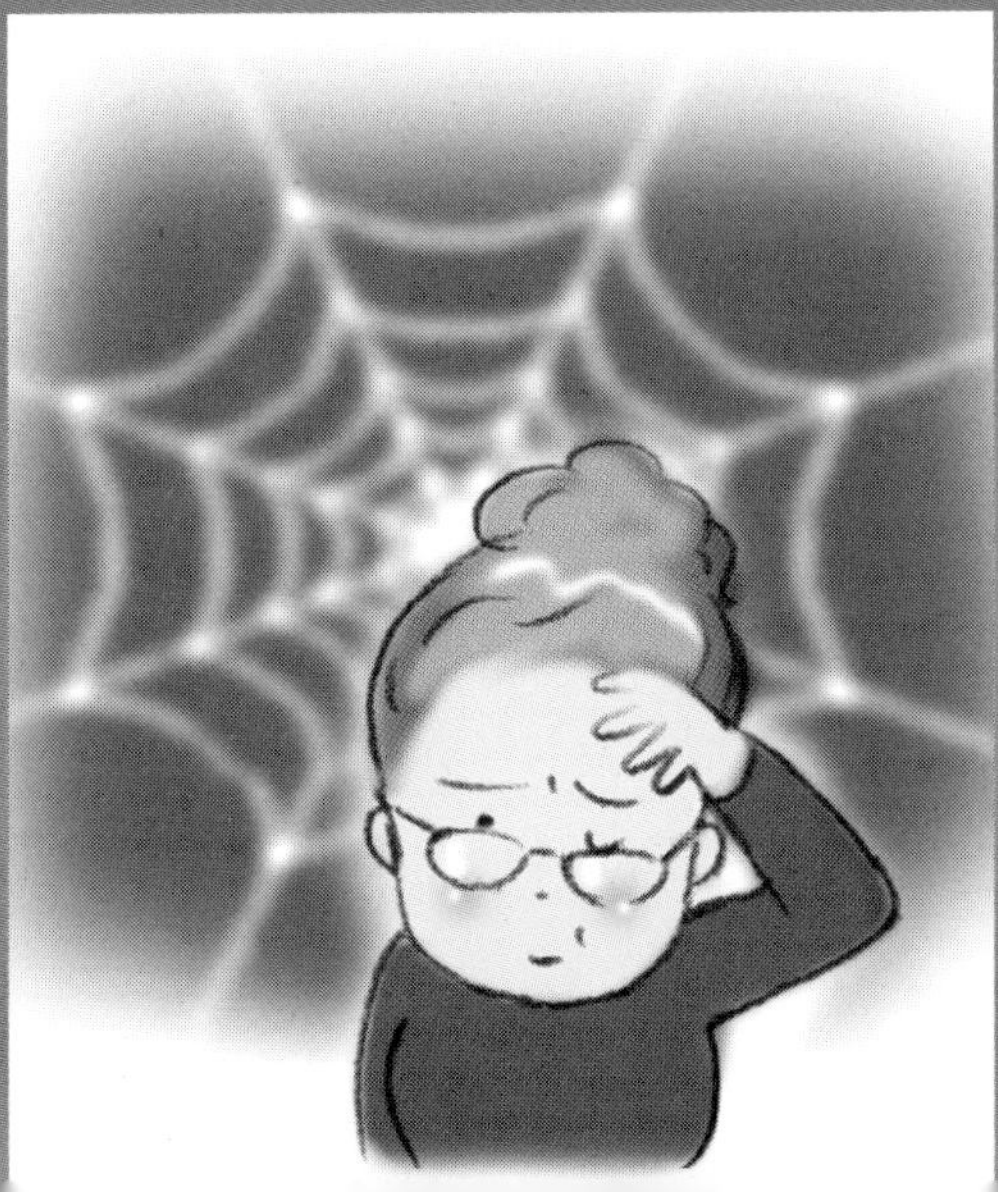

心配

疲れ？　なにかがおかしい

認知症の多くは、本人にも漠然とした「なんだろう？」「どうしちゃったのかな？」という違和感から始まります。「疲れのせい？」「もう年かな」と思いつつも、小さな不安が心をよぎります。

もの忘れが多くなる

認知症はひどいもの忘れが、ひとつの特徴です。物を置いた場所を忘れて家中を捜しまわり、捜しながら「あれ？　私は今なにをしていたのか」と行為そのものがわからなくなったりします。

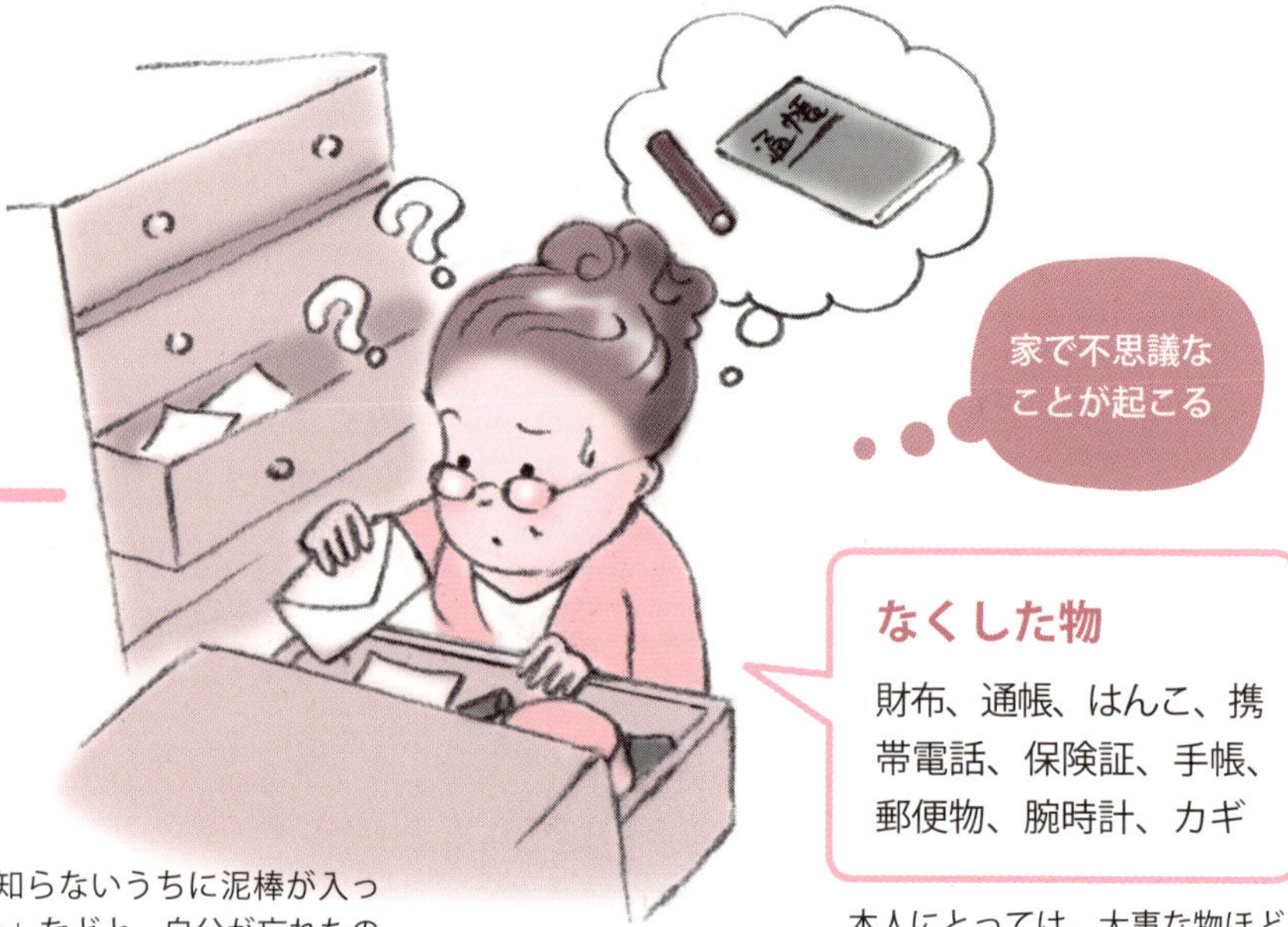

なくした物

財布、通帳、はんこ、携帯電話、保険証、手帳、郵便物、腕時計、カギ

「知らないうちに泥棒が入った」などと、自分が忘れたのだと気づかないこともある

本人にとっては、大事な物ほどなくなると思う

自分でも「変だ」と思いはじめる

認知症の初期は、もの忘れがひどくなり、同じことをくり返す、今まで簡単にできていたことが難しくなるなど、本人も「なにかがおかしい」と感じはじめます。

最初から記憶が全部なくなるわけではないので、本人にも、もの忘れの自覚があります。もの忘れを自覚していない場合も、不思議なことが起こると感じています。同じ失敗をくり返したり、他人からミスを指摘されたりして、心は不安や焦りでいっぱいです。

また、そのような自分を他人に悟られないように本人が一所懸命カバーするため、周囲が気づかないこともあるほどです。

本人の感じ方

疲れがたまっているのかもしれない

ぼーっとするのは年のせいだろう

最近、なぜか集中できない

ものごとが覚えにくい

頭がわるくなった

頭の中に霧がかかったようだ

なんだか頭にくもの巣がはったようだと言う人もいる

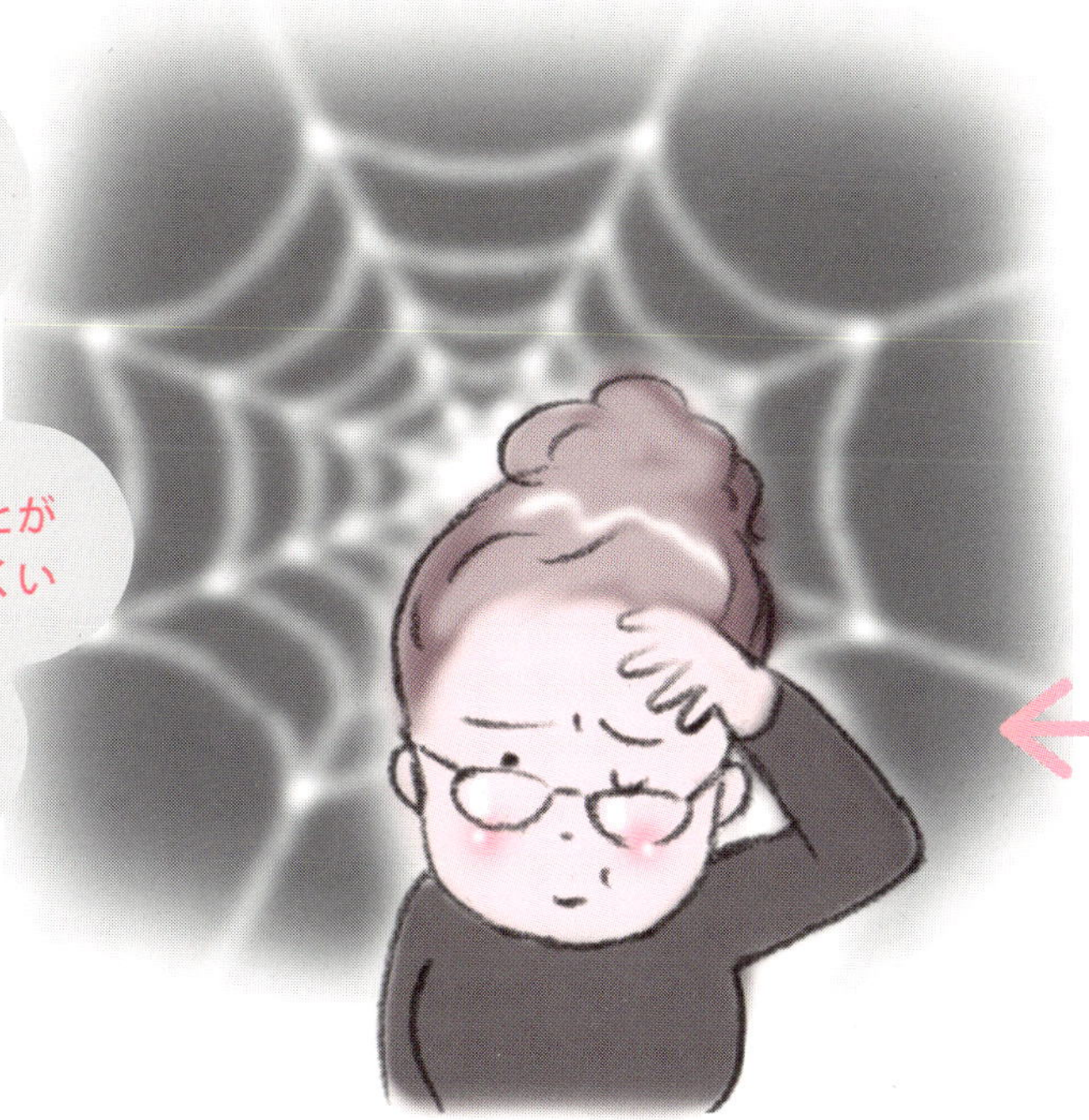

解説

現れ方は４タイプ

認知症の現れ方には、４つのタイプがあります。

1 急速に出現して慢性化するもの

2 じわじわ進行するもの

3 物事がはっきりわかるときと、そうでないときが混在するもの

4 一過性の認知症

２や３の場合は毎日身近にいる家族でも判断が難しく、年齢のせいかもしれないなどと迷います。

老化によるもの忘れは認知症とは違います。高齢者で以前と違うようすがあって認知症を疑うなら、受診をおすすめします。

こんなケースも

外を歩いているとき突然「頭の中が真っ白になり、キツネがついた」と本人が言った

テレビを見ていたらいきなり立ち上がり、呆然とした表情で「アホになった」と言った

タオルをたたんでしまい、また出してはたたみ、くり返しながら「困った、困った」とつぶやいていた

何度も同じ話をしていることを指摘したら「まるで夢の中にいるようだ」と言う

日常生活に困ることが起こる

記憶・認識・判断・推理・学習能力が低下し、もの忘れ以外にもさまざまな「困ったこと」が起こりはじめます。自分だけではなく、周囲への迷惑やトラブルにつながることもあります。

読めるけど書けない

新聞は読めるのに自分の手で文字が書けない人、ワープロが使えるけれども変換した漢字が正しいかどうかわからない人など、文字の読み書きに苦労します。文字の意味がわからない場合もあり、人それぞれです。

文字や数字がわからない

漢字を忘れてしまい、とうとう自分の名前も書けなくなり、しだいにカタカナ、ひらがなも読めなくなることがあります。また、電話番号なのか郵便番号なのか、数字が判別できずに困るケースもあります。

どんな漢字？

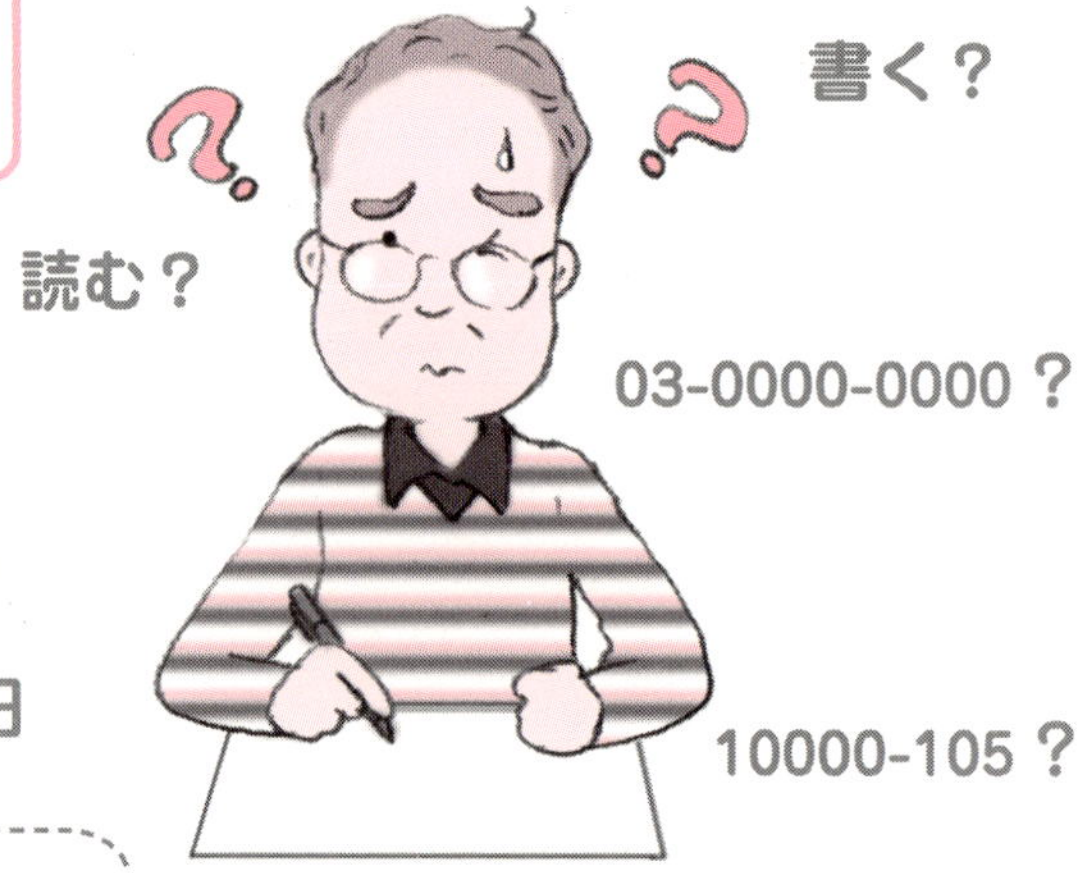
書く？
読む？
03-0000-0000 ？
10000-105 ？

？月？日

漢字が読めない、書けない、カタカナがわからない、意味がわからないなど、人によって文字に関する症状は異なる

引き算がわからなくなる人は多い。いつの間にか、お財布やカバンの中が小銭でズッシリ

解説

計算ドリルなどをやらせないで

計算力の低下を心配して、「脳のトレーニング」をやらせたらいいのではないかと考える人がいますが、認知症による計算力や判断力の低下をトレーニングで防ぐことはできません。「1＋1は？」などという質問は、本人の自尊心を深く傷つけることになります。ドリルをするたびに、自分の知的能力の衰えに直面しなければならない現実は、本人にとってつらいものです。

レジで滞る

小銭の判別ができず、レジの精算でもたついてしまいます。また、105円の買い物に一万円札で支払うというように、買い物の額に合った適切なお金を用意することもできません。

約束を忘れる

自分で立てた予定も忘れるくらい、認知症の人は、他人との約束もすっかり忘れてしまうことがよくあります。

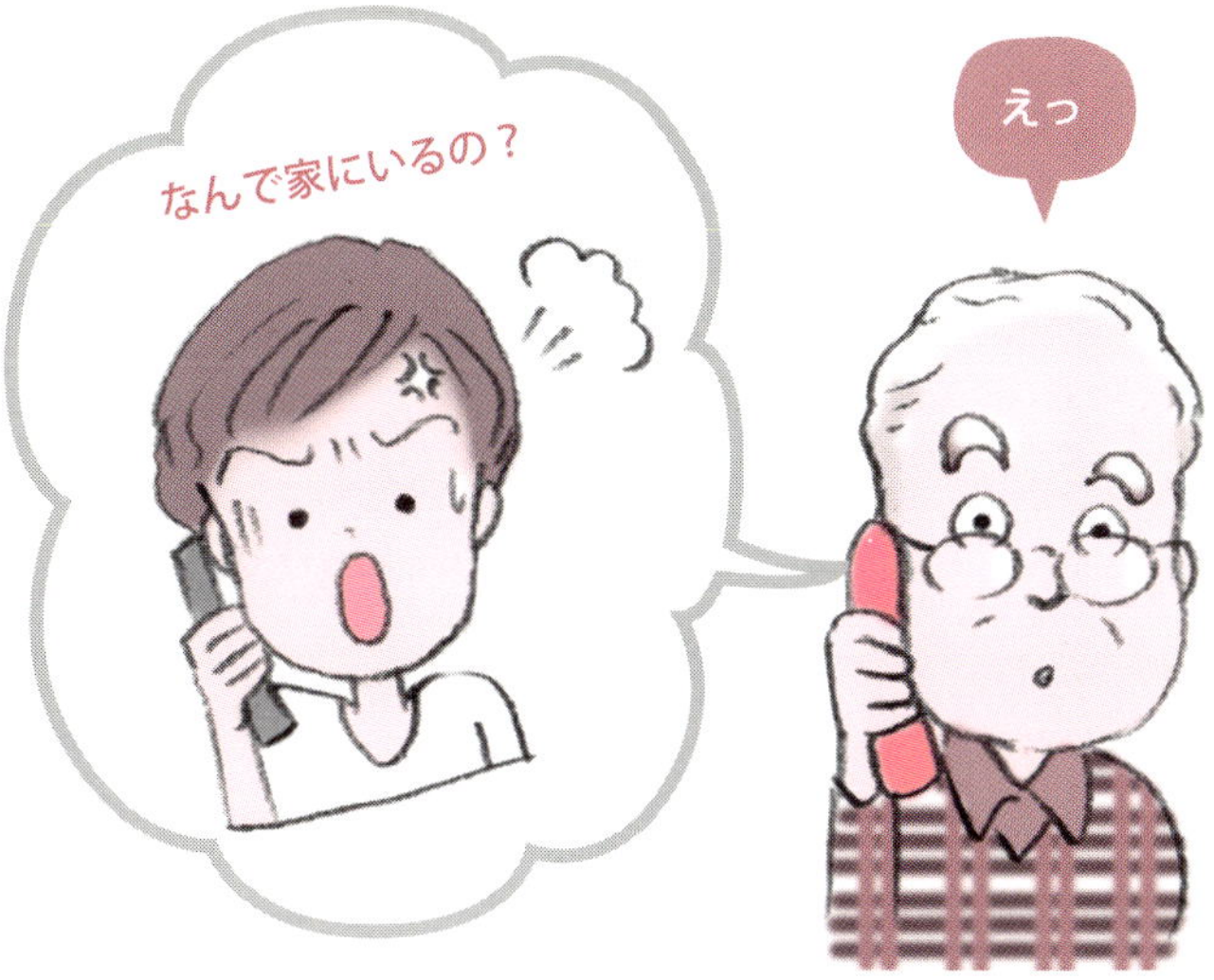

待ち合わせの場所に来ない、と怒りの電話。覚えがなくてびっくり

こんなケースも

母は自分の名前の漢字がとっさに思い出せず「どんな字だっけ」と泣きそうな顔だった

夫から「会議に提出する書類がつくれない。文字がわからないんだ。話すから書いて」と頼まれた

友人に手紙を出したのに返事がこない。「なんで返事をくれないの」と尋ねたら「そんなの知らない」と言われた

「自分で入れた予定を忘れ、さらに別の予定を入れてしまい、そこに行くのを忘れた。信用を失った」

本人の戸惑い

会う約束をしていた？

約束は今日だっけ？

私が忘れたのかな

怒っているのは誰？

最近忘れっぽくて困った

周囲に迷惑をかけることも

認知症の人はもちろん悪気があって、約束のすっぽかしや、スーパーのレジで支払いにもたつくわけではありません。

認知症の人の脳は、容量が小さく働きにくい状態になっています。そのために的確な状況判断ができず、失敗をくり返すことが多くなっているのです。

道順がわからなくなって家族に迎えに来てもらい、「周囲に迷惑をかけた」と悩むこともありますが、本人にとっては身に覚えがないことが多いのも確かなのです。他人とトラブルを起こすことに驚き、自分でもどうにもならない状況に困惑してしまいます。

会話

言いたいことの言葉が見つからない

認知症の症状には、話す・聞く・読む・書くという、言葉にまつわるあらゆる機能が低下する「失語」があります。言いたいことが言えないもどかしい気持ちは、とても苦しいものです。

言えないけれど感じている

認知症の人に対して、「なにもわからないだろう」と幼児言葉で話しかけたり、早口でまくしたてたりすると、本人はたいへん傷つきます。言葉が出てこなくても、時間をかけてゆっくり話しかければ理解できる人も多いのです。

また、失敗を叱ったり、注意したりしても、新しいことを覚えることができないので、認知症の人には逆効果です。相手に対して、うるさい人、怖い人といった、いやな印象だけが残ってしまいます。できごとの事実関係は把握できないのですが、そのときに感じた気持ちだけが残るのです。これも、認知症の特徴のひとつです。

コミュニケーションをとるために

認知症でも人とおしゃべりをしたい気持ちは同じです。また、買い物や通院など、スムーズなコミュニケーションをとらなくてはならない場は、日常的にあります。

本人の希望

- ゆっくり話してほしい
- こちら側の気持ちを想像してほしい
- 言動がのろくても、思いやりをもって待ってほしい
- スーパーマーケットなどでウロウロして困っているようすなら、声をかけてほしい
- 「早くしてください」などと焦らせないでほしい
- 言っても通じないと思わないで
- 無視しないでほしい

家族の努力

- 同じ話を何度でも聞く
- 手帳などにメモをとって、言ったことの要点を示しながら聞く
- 話をする時間をつくる
- 昔の話を聞くようにする
- いろいろな人に話相手になってもらう
- イエス・ノーで答えられるような質問にする
- ユーモアをもって話すようにする
- すぐに声をかけられるように、なるべくそばにいる

うまくしゃべれない

物の名称が思い出せないために、言葉や会話にならないことがあります。本人は正しく言ったつもりでも、周囲にはさっぱり通じないこともあります。

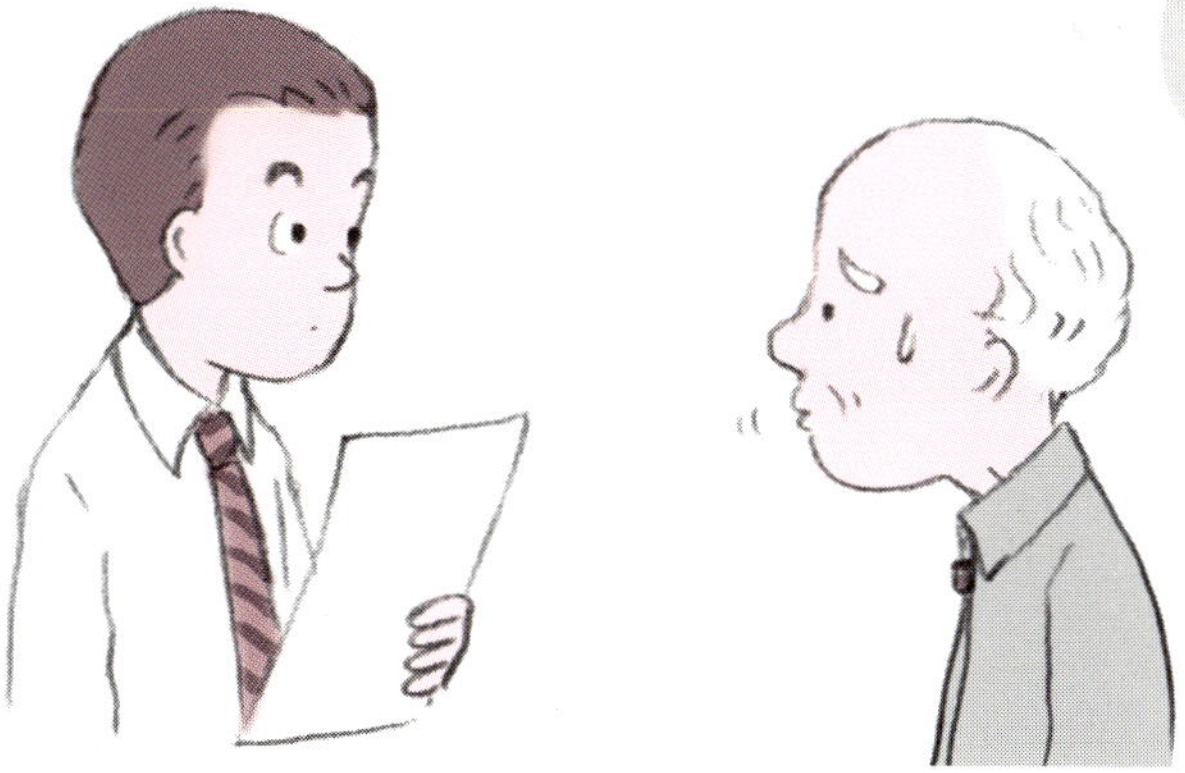

病院で医師に質問される。答えたいのに、言葉が出てこないで困る

本人の気持ち

相手がなにを言っているのかわからない

まともにしゃべれなくて、いやになる

老人の健忘症かな

自分がふがいない

言葉が見つからない

どうしてわかってくれないんだろう

あれはなんという物だっけ

人の名前が出てこない

こんなケースも

「えんそくをほしい」は鉛筆がほしい。「木が落ちた」は箸が落ちた。とにかく単語が出てこないらしい

「あれ」「それ」ばかりで、なんのことだかさっぱり通じない。わからないと答えると怒る

買った商品を取り替えてほしいのに、店の人に言えない。物を持ってウロウロしていたら「お会計をしてください」と言われた

自分の頭をたたきながら「名前、出てこい」と言っている。こちらの名前がわからないらしい

解説

思いあまって暴力も

ときどき、認知症の人が暴力的だと言われることがありますが、本人の気持ちに目を向けてみましょう。認知症の人にとっては、相手の行為の目的がわからない不安、今の状態が思うようにならないもどかしさ、相手に対して身の危険を覚える恐怖心などがありそうです。つまり、暴力は自分の気持ちをじょうずに言葉で表現できないがゆえのいらだちと自己防衛だと考えられます。（P96 参照）

みんなが自分の知らないことを言う

認知症の人は、もの忘れを指摘されても平然として、自分の失敗を他人のせいにすることもあります。うそでも言い逃れでもなく、自分がした行為そのものを覚えていないためです。

初めて聞いた

誰でも、まったく身に覚えのないことを責められたら、「やっていない」「知らない」と言うのは、当たり前のこと。認知症の人は、もの忘れがひどいので、すべて身に覚えがないことになります。何度同じ注意をしても、すべて「初耳」です。

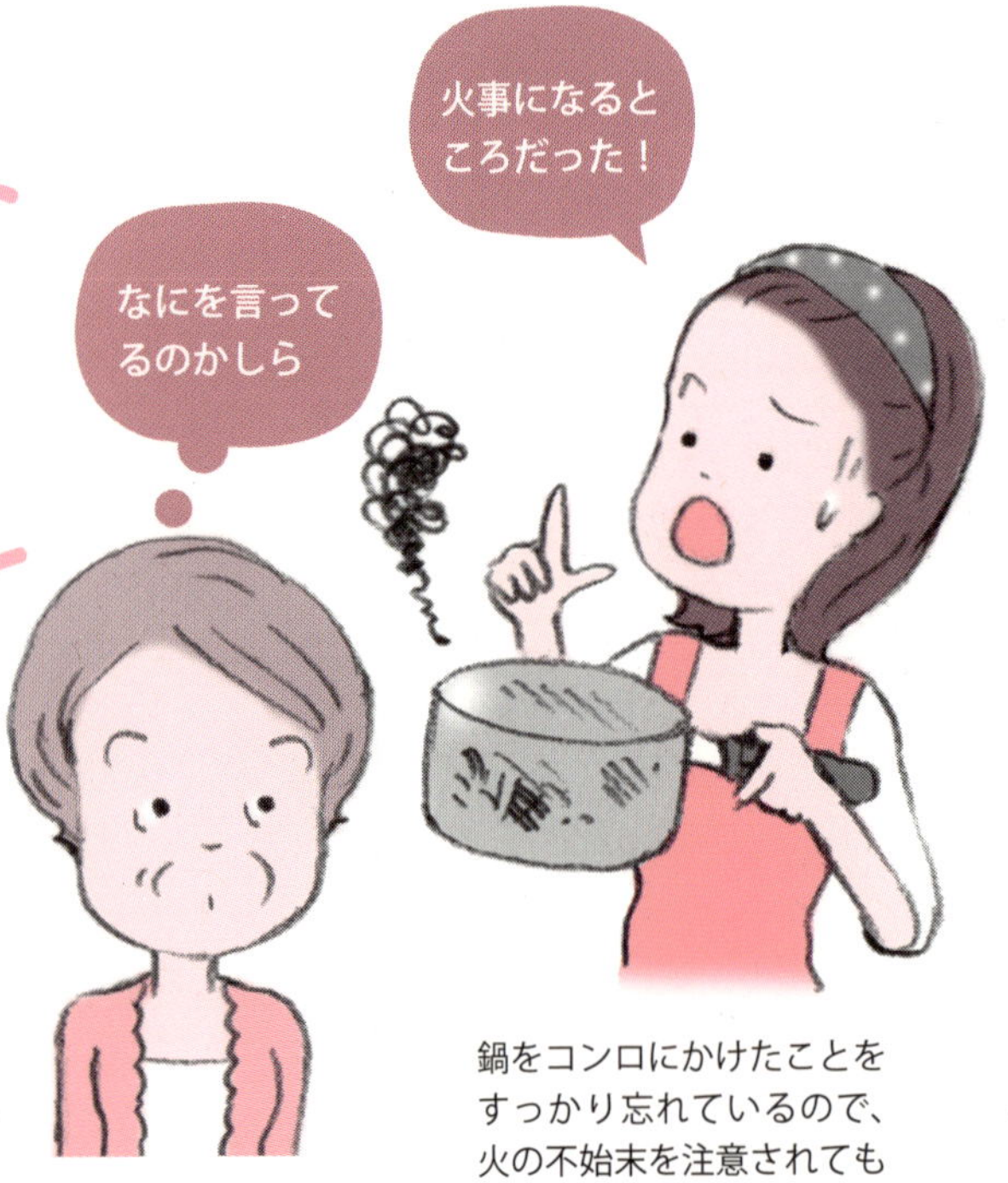

火事になるところだった！
なにを言ってるのかしら

鍋をコンロにかけたことをすっかり忘れているので、火の不始末を注意されても自分のことと思わない

本人の気持ち

なにかわるいことをした？

私が忘れたわけじゃない

そんなことをしたらダメよ

私にだけ教えてくれなかった

なにを怒っているのかしら

私のせい？

私がアホで困った

こんなケースも

「隣の家で誰かが大声を出してうるさい」と訴える。「そんな声は聞こえない」と答えると、「私の言うことを信じないのか」と怒る

夏なのにセーターを着ている。汗をかいているので、暑くないのかと尋ねたら「なにを言ってるの」と逆に聞かれた

しょっちゅうサラダ油を買ってくる。棚にいっぱいになったのでとがめたら「福引で当たった」と平然と答えた

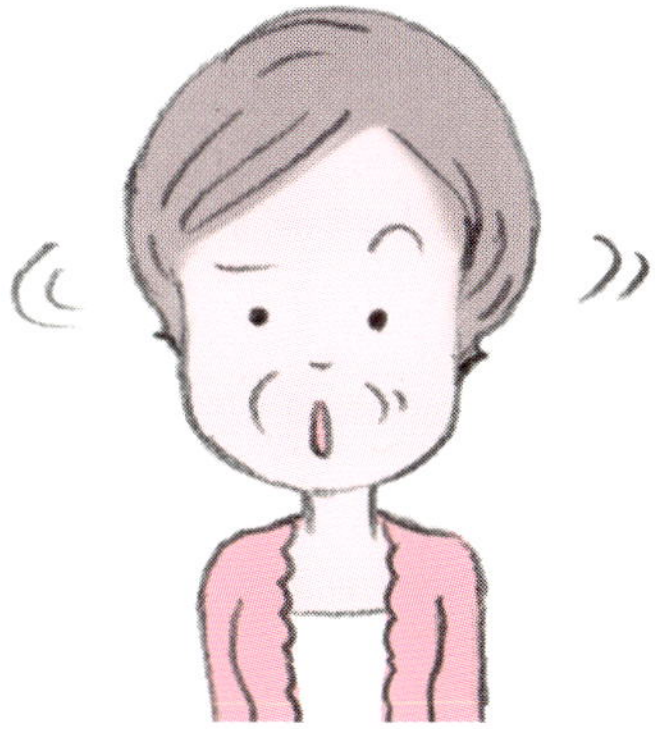

「鍋を焦がすなど危ないじゃないの」と、相手に注意するのも当然。「自分がしたことではない」のだから

ほかの人のしたことだと思う

初期のころは、自分の失敗を認識できますが、認知症が進むと、目の前の失敗をとがめられても本人には覚えがありません。「では誰が？」というときに、「自分以外の誰かがやった」と考えます。この答えが、認知症の人にとってはもっとも納得できるからで、まったく悪気はないのです。

怒ったり不機嫌になる

認知症になると、今までできていた場面で失敗してしまいます。でも記憶にないので、とがめられたり叱られたりしても、「自分がそんな失敗をするなんてありえない」と強く思います。本人にとって不当な扱いですから、怒ったり、不機嫌になったりするのは、ごく自然なことです。

本人は記憶がないから

認知症の人が外出して帰宅した直後に「お出掛けはどうでしたか」と尋ねても、「今日は一日家にいました。どこへも行っていませんよ」と真顔で言われることがあります。できごとそのものがすっぽり抜け落ちてしまうほど、記憶力の低下は顕著なのです。

認知症の人は、自分の不利になることは絶対に認めないと言われます。しかし、これは身に覚えのないことで責められたり叱られたりするいやなこと、不愉快なことから自分の身を守ろうとする自衛策のようなものです。

解説

家族は戸惑い、否定する

認知症の初期は、家族も「今までしっかりしていたのに、まさか」と戸惑い、思い悩みます。ましてや、自分の尊敬する親だという意識が働くと、「認知症ではないか？」と感じつつも「認めたくない」気持ちが強くなりがちです。

認知症という言葉が頭をよぎりながらも、「まだしっかりしているところもある」「もともと頑固な人だから、年のせいだろう」などと、その戸惑いを否定しようとします。

私はぼけ？　はっきり知りたい

認知症には「治らない病気」というイメージがあります。この絶望的な恐怖におびえるあまり、本人も家族もなかなか「病院へ行こう」と決断できないのは無理もありません。

本人が気づく

ひどいもの忘れを自覚したころから、身に覚えのない濡れ衣を着せられたり、家族や知人との度重なるトラブルを経験します。「やはりおかしいのは自分なのでは？」と感じるようになっていきます。

頭の中がおかしい

これまでの自分と違う

トラブルがたび重なっている

もの忘れがひどすぎる

これはぼけの症状ではないのか

年のせいばかりではないかも

私はぼけた？

認知症について多少は聞いたことがあるので、自分も該当するかもしれないと思いはじめる

家族が気づく

認知症の人の変化に気づくのは、やはりもっとも身近にいる家族です。「年だから」との思いから、「やはり少し度が過ぎるのではないか？」に変わり、認知症を意識するようになっていきます。

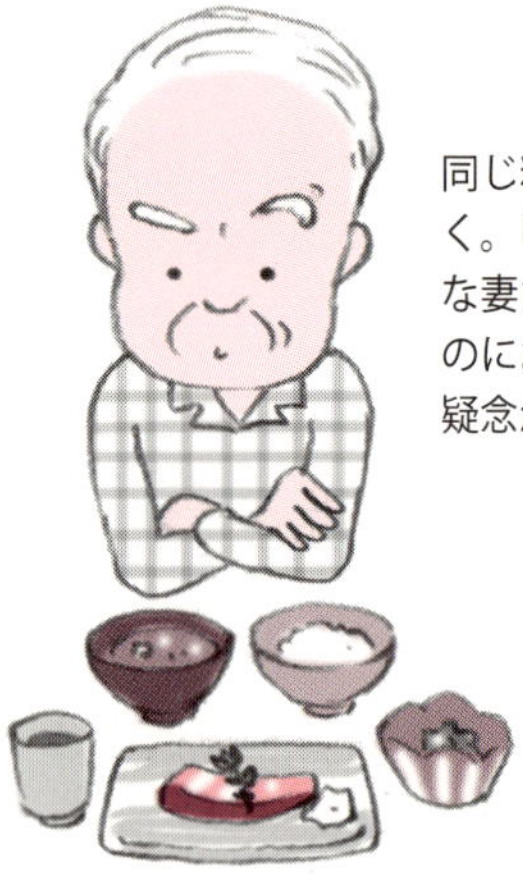

同じ料理が毎日続く。「料理が得意な妻だったはずなのにおかしい」と疑念が強くなる

こんなケースも

引き出しを何度も開け閉めするなど、意味のない動作をくり返す

失敗が多く、意味の通じない言い訳ばかりする

部屋にこもり、人に会わなくなってきた

おしゃれな人だったのに服装にまったく気をつかわず、変な格好をしている。だらしない印象になってきた

場所や時間をしょっちゅう間違える

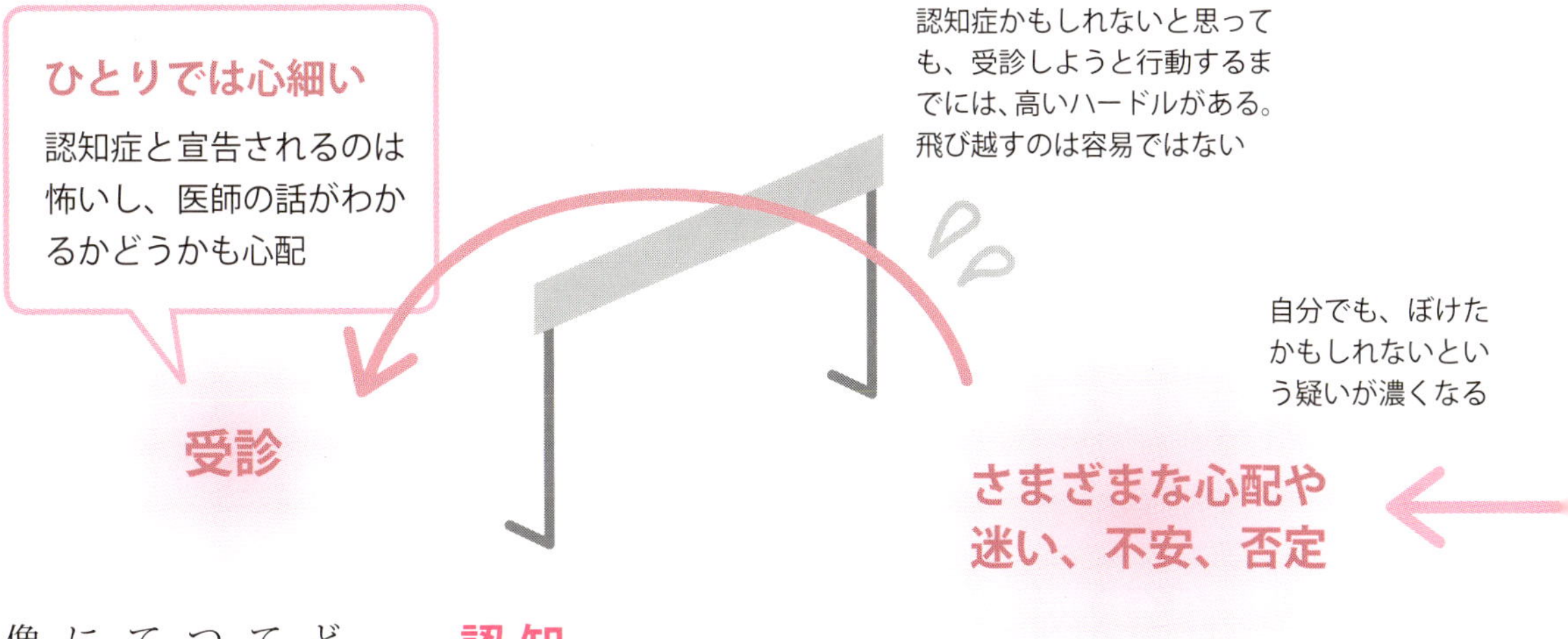
ひとりでは心細い
認知症と宣告されるのは怖いし、医師の話がわかるかどうかも心配
認知症かもしれないと思っても、受診しようと行動するまでには、高いハードルがある。飛び越すのは容易ではない
受診
自分でも、ぼけたかもしれないという疑いが濃くなる
さまざまな心配や迷い、不安、否定

知りたい反面認めたくない

　認知症といえば、食事や排泄など身の回りのことができなくなって、すべて他人の世話になり、いつか家族の顔すらわからなくなってしまう――。そんな自身の衰えに嫌悪し、自分の情けない姿を想像してしまいます。「家族に迷惑をかけるのではないか」「家族の重荷にはなりたくない」「でも放っておけない」と葛藤します。

　受診を考えるころの認知症の人は、自分の変化を自覚しながらも、結果を知って次の一歩を踏み出そうという勇気が出てきません。大きなストレス、重圧との闘いです。そのつらさは、周囲の人の想像以上でしょう。

本人の気持ち

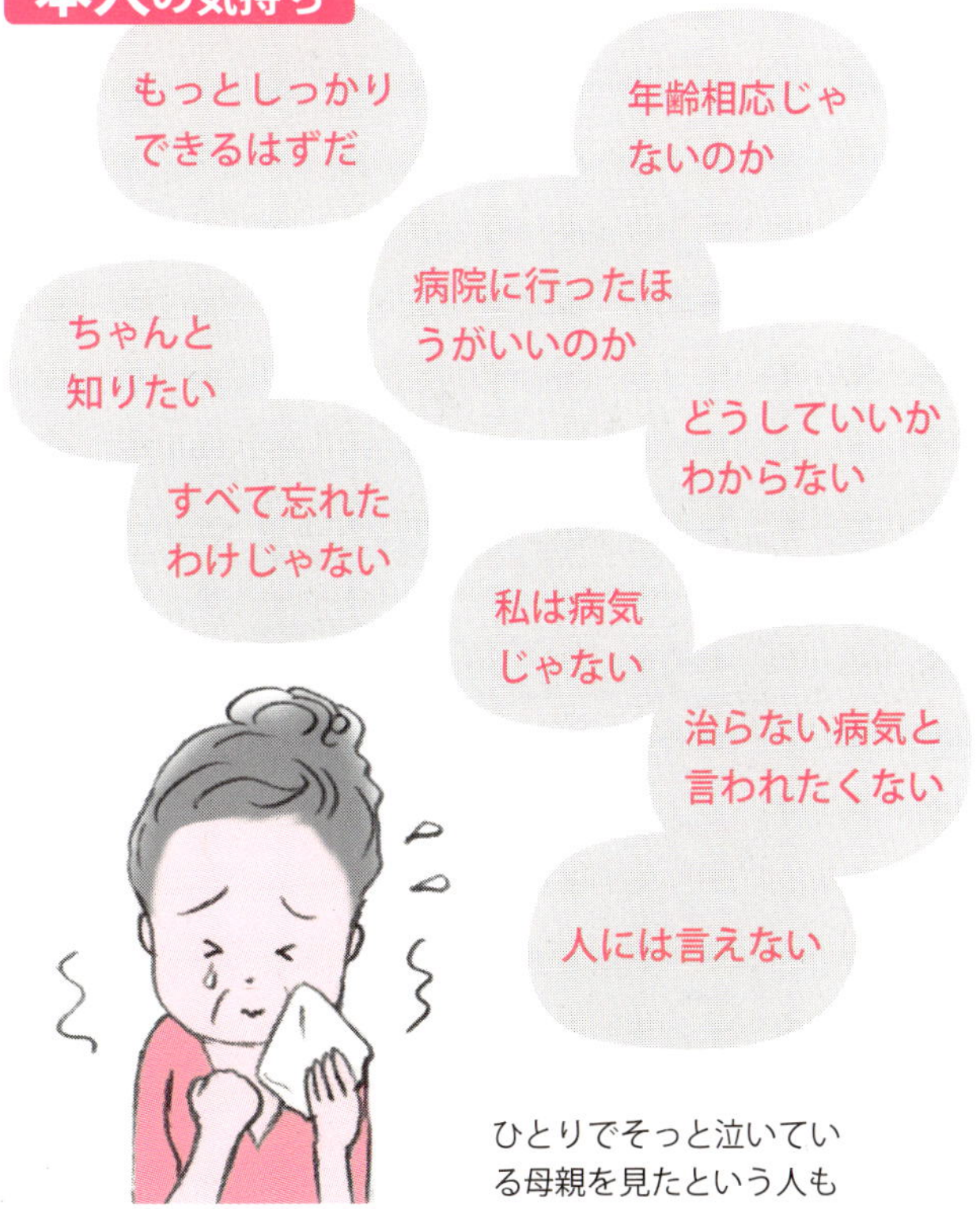
もっとしっかりできるはずだ
年齢相応じゃないのか
ちゃんと知りたい
病院に行ったほうがいいのか
どうしていいかわからない
すべて忘れたわけじゃない
私は病気じゃない
治らない病気と言われたくない
人には言えない

ひとりでそっと泣いている母親を見たという人も

病名がわかってよかったけれど

医師から「認知症です」と告知されると、それまでの不安と恐怖の原因がわかって「よかった」と思う反面、今後の生活への新たな不安や恐怖が押し寄せてきます。

予測していてもショックを受ける

覚悟して受診したとはいえ、認知症と診断されたときには、本人も家族も相当なショックを受けます。「やはりそうだったか」というあきらめに似た思いと、「なにかの間違いではないか」と否定したくなる思いが交錯します。

認知症の初期には、この先さらに認知症が進み、死ぬまで家族に迷惑をかけつづけるのではないかと、自分の状況を想像することはできます。しかし、病気を受け止め、それでも生きていこうという段階に至るまでには、まだ時間がかかるでしょう。

もっと知りたい

- アルツハイマーってなんだろう
- 自分の受診記録やカルテを見せてほしい
- 海馬《かいば》ってなんだろう
- これはどんな病気なのか

不安から病気について知りたがる。自分の状態や今後の見通しについても、医師や周囲の人に説明を求める。理解力が落ちていて、説明がよくわからないこともある

驚き

・よりによって認知症とは
・えっ認知症だったのか
・なんということになったのか

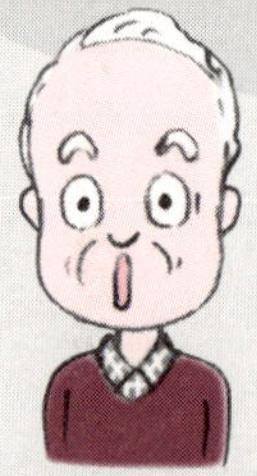

覚悟はしていても
ショックを受ける

ピンとこない

・アルクハイムって素敵な名前（アルツハイマーと聞いた本人の感想）
・今後のことが想像できない
・自分のことだと思わなかった

パニックに！

- いったいどうしろというんだ
- なにから手をつけていいのかわからない
- 叫びたくなる

施設に入るかデイサービスを考えなさい、など複数のことを言われて混乱する。判断力が落ちているためと、不安や恐怖から冷静に考えられない

ショック

認知症の診断は本人にとって相当なショックと新たな苦しみの始まりです。今後の生活への心配や不安、いらだち、悲しみなど複雑な思いを抱きます。「なぜ私が」というぶつけようのない怒り、孤独感などが葛藤しています。

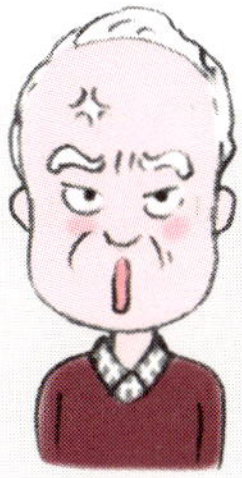

やりばのない
怒りがわいてくる

怒り

- なぜ私が認知症に
- いったいなにが
  わるかったのだろう
- 間違いじゃないのか
- 自分はぼけていない

心配

- いろいろなことが
  わからなくなるのか
- これからどんどんわるく
  なっていくだろう
- 仕事をやめるわけには
  いかない＊
- 生活費はどうなるのだ
  ろう＊

不安、恐怖

P22 参照

迷惑をかけたくない

- 家族の重荷になりたくない
- 家族は仕事をやめなくては
  ならないかも＊
- 嫁が介護することになるのか

孤独

- きっと見放されるだろう
- このつらさを誰もわかって
  くれない
- 私のことを忘れないでほしい
- 生きていてもしかたがない

落胆

- もう治らないのか
- 私の人生は終わったも
  同然だ
- この重荷は背負いきれ
  ない
- 告知されたくなかった

いらだち

- なぜかイライラする
- なにもできなくなるのか
- なりたくてなったわけじゃない
- くやしい

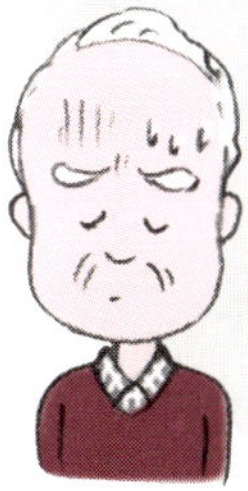

どうしたらいいかわか
らないと途方に暮れる

よかった

- はっきりわかって救われた
- 言いにくいことなのに
  はっきり言ってくれた
- 不安が軽くなった
- わからなければ
  悩みつづけただろう

不安や恐怖で心がいっぱい、わけがわからないという状態より、はっきりわかってよかったという感想は多い。病名がわかれば対処法もあるだろうという期待もある

解説

脳の画像データが重要な手がかり

医療機関を受診すると、まず問診があります。本人の日ごろの言動、睡眠の状況、気になるようすなど、くわしく聞かれます。問診で認知症だと見当がつきます。さらに、認知症は病名ではなく症状の名称なので（P46参照）、原因となる疾患をつきとめます。

原因疾患はコンピューター断層撮影（CT）などで診断できます。なかには、脳外科手術で治すことが可能な病気もあります。まず一度は専門医の診断を受けるようおすすめします。

＊若年期認知症の人の言葉

恐怖

自分が自分でなくなってしまう

時とともにできないことが多くなり、本人は先の見えない焦りや恐怖にさいなまれます。自分が自分でなくなってしまう不安から、自分を見失わないために必死で闘いつづけているのです。

将来に対する不安と恐怖

私たちの生活は、ある程度先の見える将来への安心感があるからこそ、穏やかに暮らしていけます。しかし、認知症の人の場合、安心感は消失し、不安や恐怖がふくらんでいきます。自分自身の脳が急速に衰え、記憶力・判断力・知能などがじょじょに失われていくのが感じられるからです。

症状が少しずつ進むつらさは、本人にとっては非常に残酷な時間との闘いとも言えるでしょう。

家族も同じ思いに

認知症と診断された本人は複雑な思いを抱きますが、それは家族も同じこと。不安や心配、これまでの自分たちの行いを反省する人もいます。同時に、これから家族として支えていく現実に直面します。

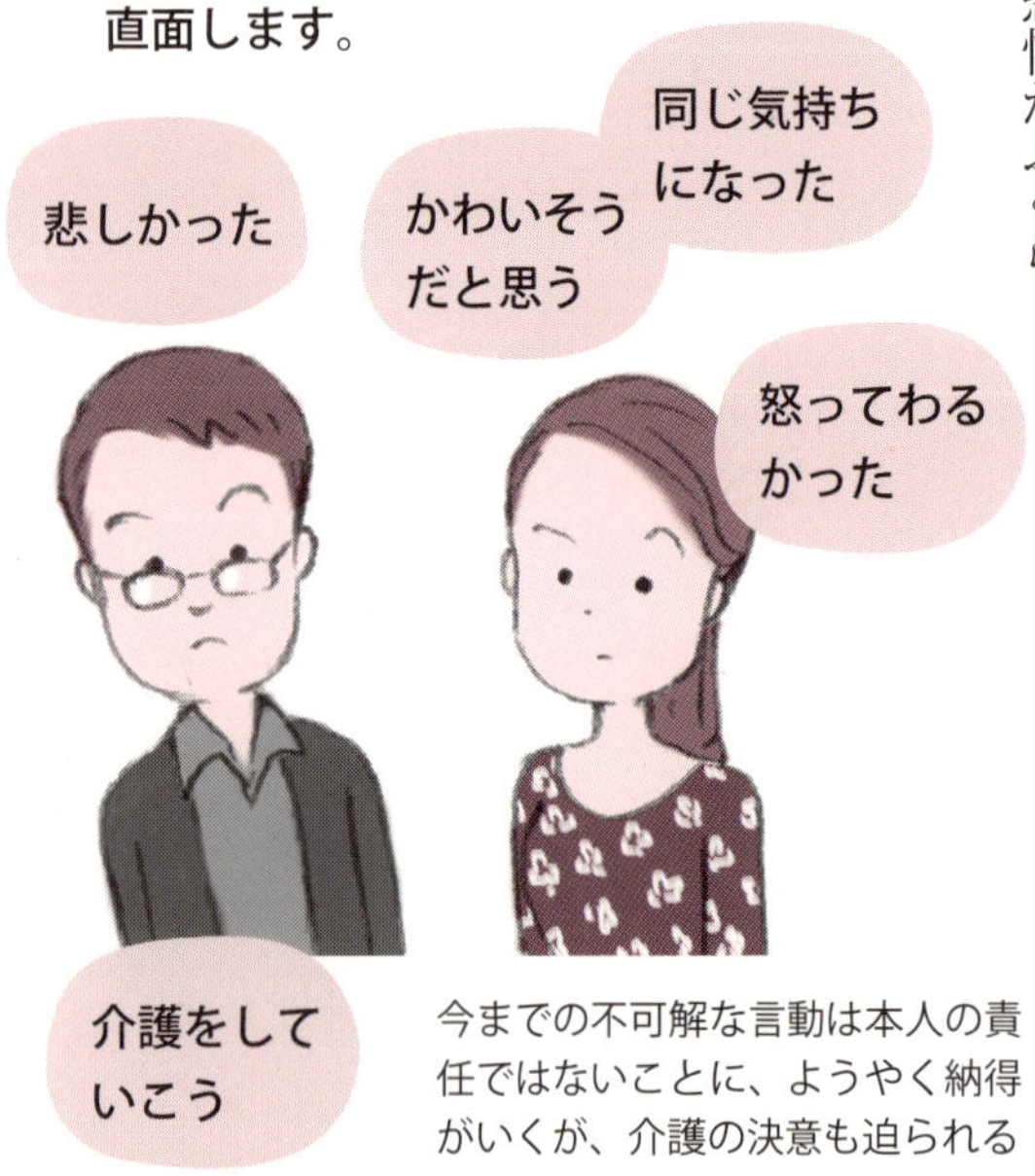

同じ気持ちになった
かわいそうだと思う
悲しかった
怒ってわるかった
介護をしていこう

今までの不可解な言動は本人の責任ではないことに、ようやく納得がいくが、介護の決意も迫られる

解説

若年期認知症では大きな悩みが

認知症はお年寄りだけの病気ではありません。若くは二〇代から見られ、六五歳未満で発症した場合を「若年期認知症」と言います。若年期認知症は、患者さんがちょうど働き盛りの場合が多いため、問題がより深刻になりがちです。

在職中の場合、仕事での失敗や同僚、取引先とのトラブルが原因で解雇されることがあります。認知症が進行すれば、仕事を続けることはできなくなります。

失職すれば経済的にも厳しい状況になることが多く、まだ養育しなければならない家族がいる場合は、本人にも家族にも相当なショックでしょう。家族全員のその後の将来や生活が、一変することになってしまいます。

不安と恐怖

認知症だとわかったとき、ほとんどの人が不安や恐怖を感じると言います。自分の病気や将来についてだけではなく、家族に迷惑をかけて嫌われるかもしれないという不安もあります。

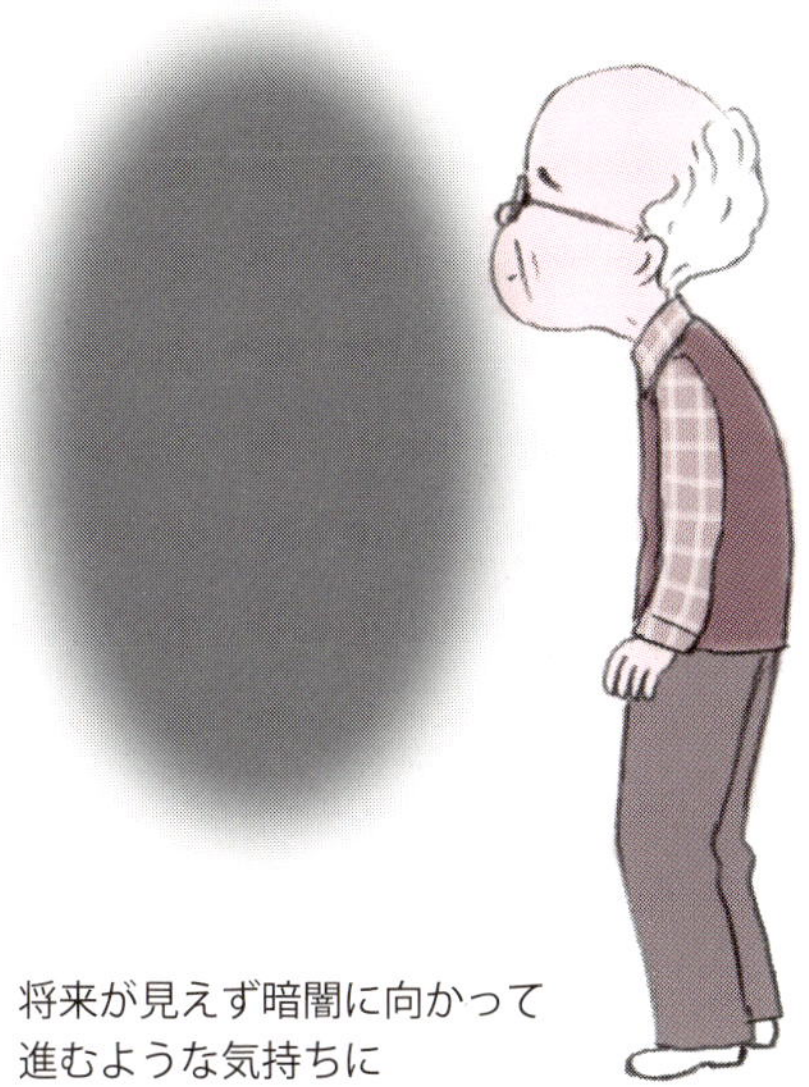
これからどうなるんだろう
私など忘れられてしまう
とんでもないことを起こしたらどうしよう
なにもわからなくなるのか
どんな人間になってしまうのか
私は遠いところへ行ってしまう
どうしていいかわからない
普通に生きていけるのか
火の不始末が怖い

将来が見えず暗闇に向かって進むような気持ちに

口に出さない人も

部屋で背中を丸めてじっとふさぎ込んでいる人も、一見おちついている人も、心に抱えた不安や恐怖は同じ。口に出さないからといって平気でいるわけではありません。

別の人間になってしまう

「穏やかな性格だったのに、怒りっぽく、いつもイライラするようになった」など、認知症になると「性格が変わった」と言われることがあり、本人も「別の人間になってしまった」と感じています。

「もの盗られ妄想」もこの一例。記憶障害に不安や葛藤がからまり、周囲に理解されない不満が鬱積していることの現れです。

恐怖感をもっている

認知症の人がもつ恐怖感は一通りではありません。「自分がおかしくなるといやだな」という自分への恐怖。さらに、「ひとりぼっちが怖い」という孤独に対する恐怖、また、「ひとりでいて知らない人が来たらどうしよう」という他人への恐怖です。

今後の見通しが立たないまま暮らしているため、恐怖感は切り離せないのです。

これまでのなにがわるかったんだろう

認知症だと診断されると、「なぜ私が」「どうしてこんなことに」と原因を探してしまいます。本人や家族は、どこかに納得のいく答えを見つけたいのです。

さまざまな後悔

本人も家族も「認知症の原因」を究明しようと、過去にさかのぼりさまざまな後悔をしがちです。はたして原因はなんなのか。それさえわかれば、どこか救われる思いがするのでしょう。

本人の気持ち

過去の手術

大きな手術をして麻酔をかけたことが原因か

働きすぎ

体への無理がたたって、脳の病気になったのかもしれない

家庭内の不和

けんかばかりしていた。精神的なストレスのせい

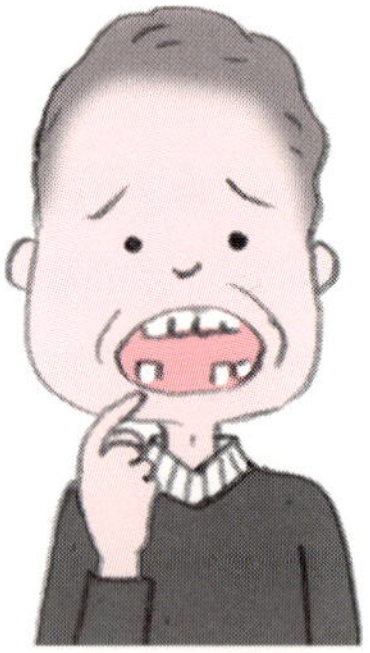

歯を抜いたことが脳に影響したと考える人もいる

考えてもしかたがない！

原因を探しても見つからない。後悔しても遅い。やがて多くの人は「しかたがない」という心境に達する

家族の気持ち

引っ越しさせたから

高齢になってから環境を変えたことがわるかったのかと思う

ひとりで放っておいたから

家族はほとんど話しかけず、いつも留守番ばかりさせていたと後悔する

本人も家族も原因を探してしまう

「なぜこんな目に？」。認知症になると本人も家族も、その理由を求めてあれこれ思い悩んでしまいます。けれども、過去のできごとを後悔して「やっぱり引っ越しがいけなかったのではないか」「本家のおばあちゃんもぼけたから、お母さんも遺伝じゃないか」などという原因探しには、あまり意味はありません。

ただ、多くの当事者、家族にとって、このプロセスは欠かせないものだとも言えます。ひとしきり悩んだ結果、「あれこれ考えてもしかたがないじゃないか」と、現実に向き合う決意をして、次のステップへと進めるからです。

解説

誰もがいずれ発症する

認知症はある特定の人だけがかかる病気ではありません。別の病気でも老衰でも同様に、体が弱って食事や排泄に介護が必要になってきます。最期には意識がもうろうとして会話もできなくなります。誰もが最期は認知症を発症していると言えるのです。

遺伝？

遺伝が原因かもしれないと考える人は多くいます。認知症でも遺伝子レベルでの原因解明が進められていますが、ある遺伝子に異常があればかならず認知症になる、というものは見つかっていません。

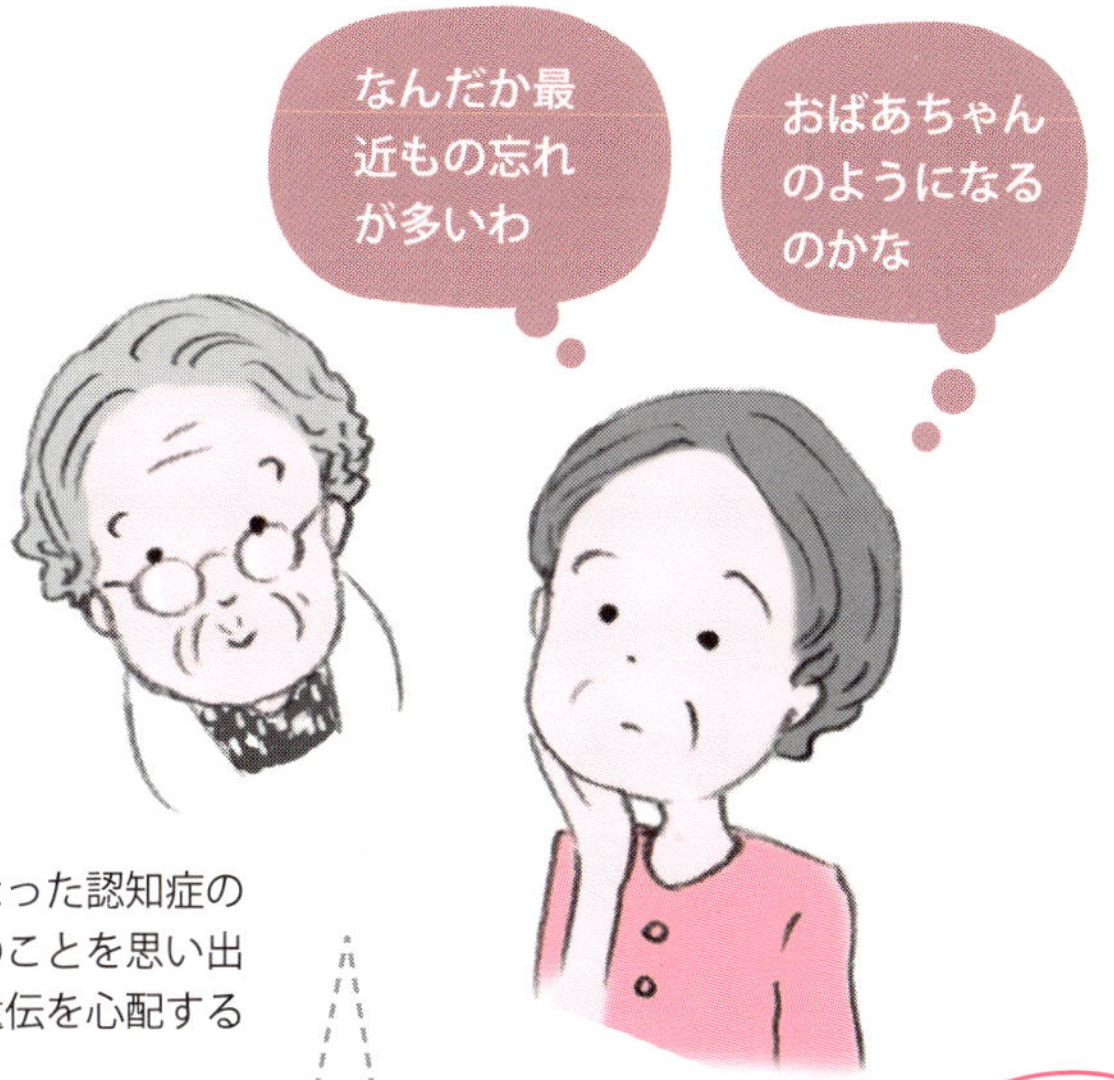
なんだか最近もの忘れが多いわ
おばあちゃんのようになるのかな

亡くなった認知症の母親のことを思い出し、遺伝を心配する

解説

もっとも大きい原因は加齢

認知症を発症した原因として、もっとも考えられるのは年齢。やはり「年のせい」なのです。

認知症は、老いとともに現れてくる、自然な現象のひとつです。記憶力や判断力、認識力などがなくなっていき、最期はなにもわからない状態で死を迎えます。

人間にとって死は大きな恐怖です。クリアな意識で死を迎えるのだとしたら、人生最期の時は、たいへんつらいものになるでしょう。認知症があるからこそ、安らかに死ねるのかもしれません。天が用意した、自然現象であるゆえんです。

解説

認知症には中核症状と周辺症状がある

認知症の症状は、「中核症状」と「周辺症状」の2つに大きく分類できます。

「中核症状」は、老化や病気等が原因で脳機能が低下するために生じる症状です。

「周辺症状」は、「中核症状」のために生じるさまざまな症状です。生活上の困難にうまく適応できないことが原因で、本人の性格や環境、身体状況などが加味されて起こります。主なものに以下のような症状があります。

周辺症状

人格の変化
本来の性格傾向がより強化（頑固・短気など）される。もともと穏やかな性格が逆に攻撃的になるなど

意識障害
自分の置かれている環境や周辺状況、身体状況が把握できず、正確な判断や適切な対応ができない

せん妄
「私のお金を盗んだ」と相手を責める「もの盗られ妄想」など、判断力、理解力が低下し幻覚や妄想が起こる

中核症状

見当識障害
自宅から最寄り駅までの慣れた道順がわからなくなるなど、時間・季節・場所など「見当識」の感覚が低下する

記憶障害
直前に見たこと、聞いたことが思い出せないなど、覚えていたはずの新しい記憶から失われていく

判断力の障害
小銭をうまく判別できないなど､考えるスピードや反応が遅くなる

認知機能の障害
記憶障害、失語、日常の動作ができない失行、知っている場所で迷う失認、行動できない実行機能障害など

徘徊

暴力

性的異常

多動

失禁

不眠

昼夜逆転

異食

過食

もの盗られ妄想

ひきこもり

2 自分にできることをしておきたい

認知症と診断されても、
今はなにもかもがわからないわけではありません。
じょじょにぼけていく不安や心配をなんとかしたくて、
今の自分になにができるかを考えます。
生活上のこまかい工夫や、今後のための準備。
できるかぎりのことを、一所懸命やっておきます。
こうしているうちに、認知症の薬が開発されると
いいのですが……。

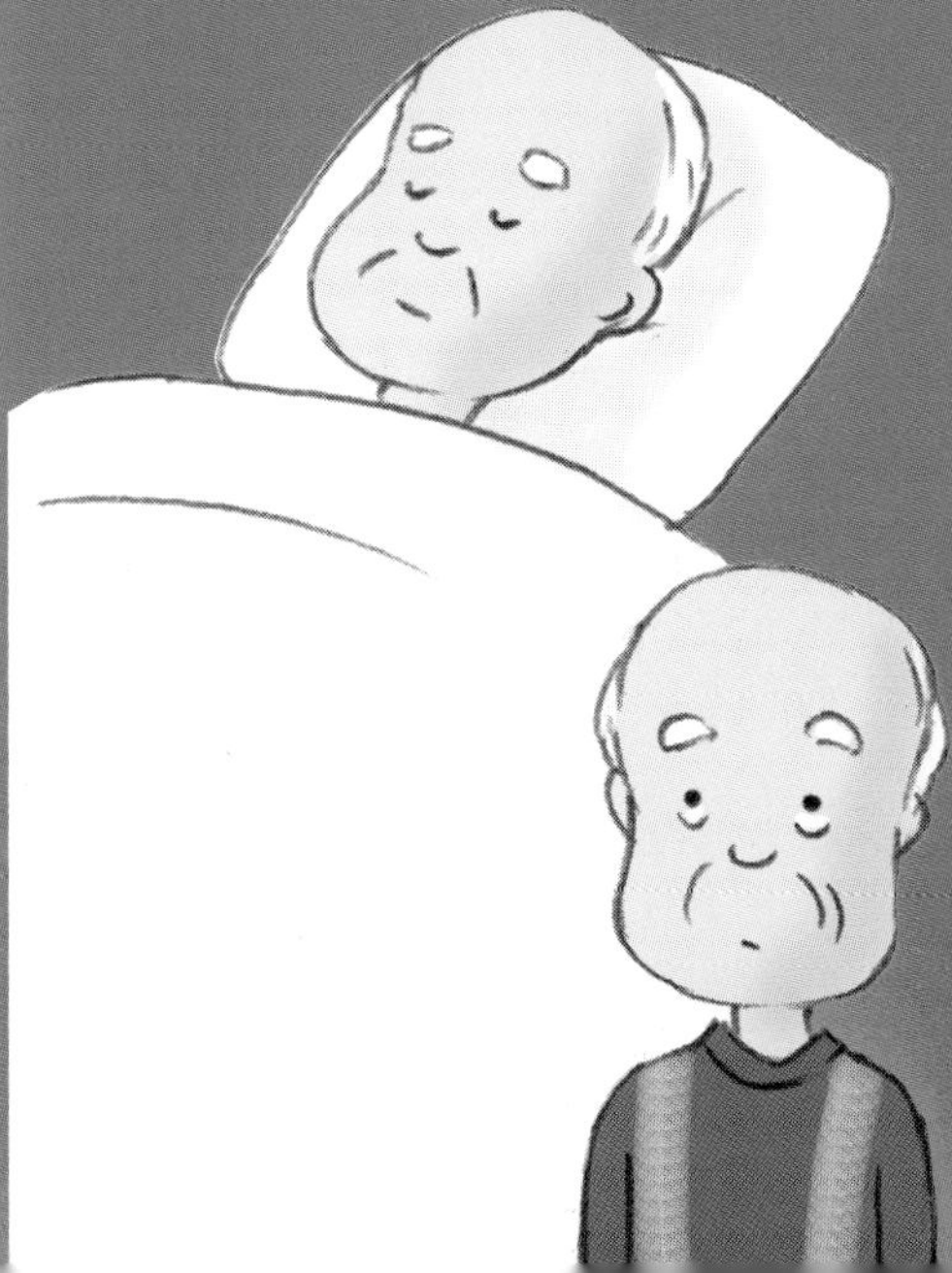

今後に起こりそうな問題を考える

認知症と診断されたら、本人や家族は不安や心配でいっぱいになります。ここは冷静に、今後に備えましょう。今できるだけのことをしておけば、不安は軽減されるはずです。

ひとりで抱え込まない

誰でも認知症への不安と恐怖から、その後の生活を悲観的に考えてしまいがちです。本人も家族も、それぞれひとりで不安な気持ちを抱え込むことなく、認知症とこれからどう向き合っていくかを考えていきましょう。

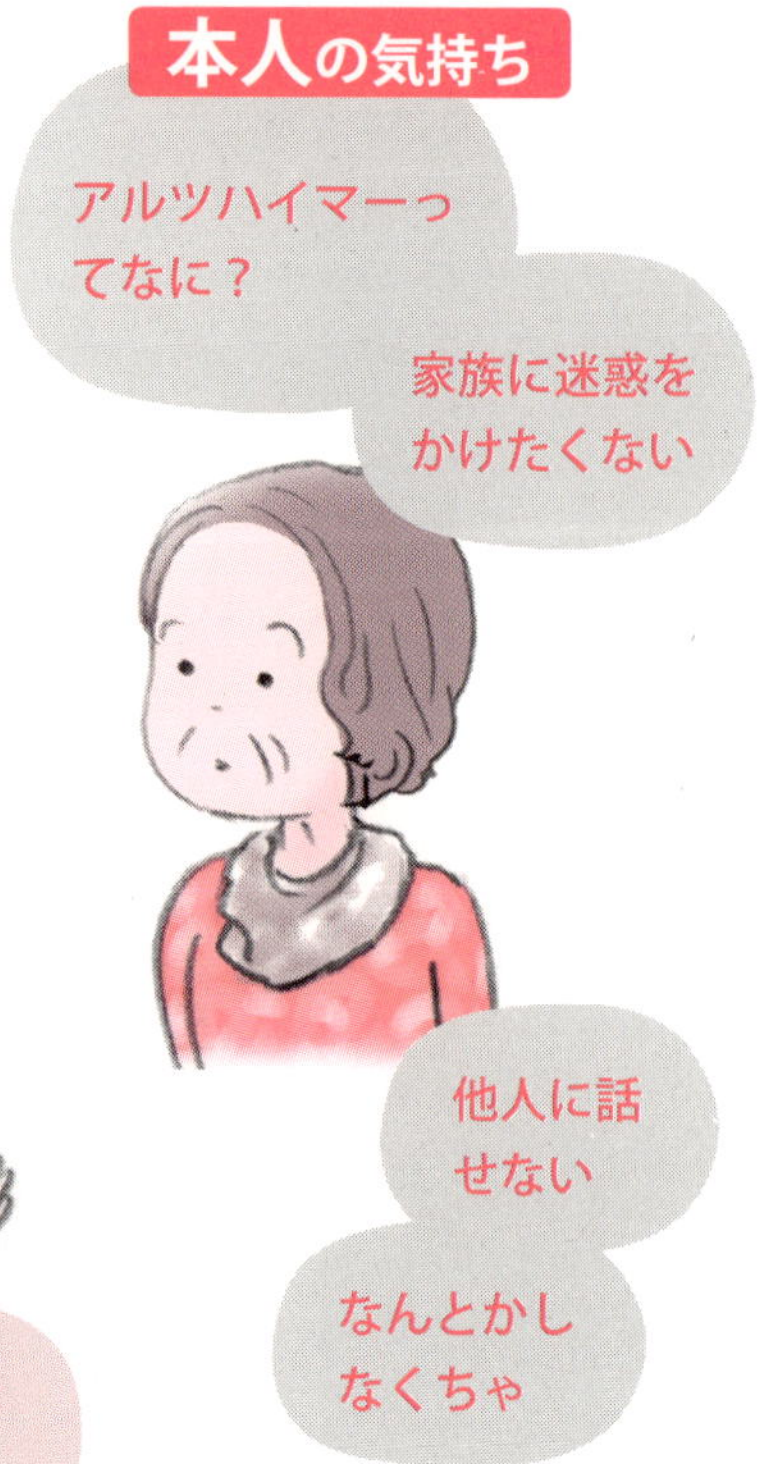
本人の気持ち
アルツハイマーってなに？
家族に迷惑をかけたくない
他人に話せない
なんとかしなくちゃ

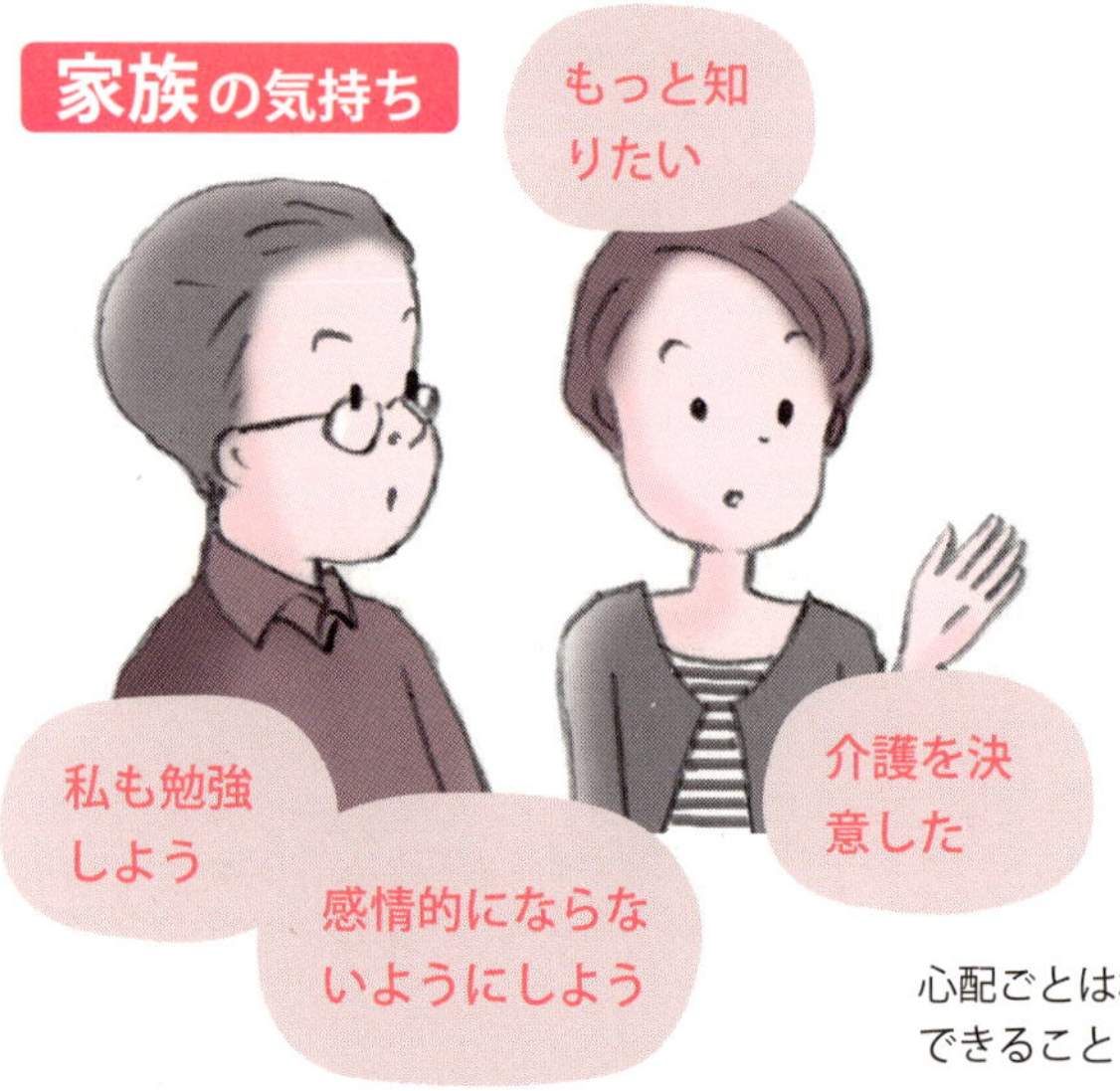
家族の気持ち
もっと知りたい
介護を決意した
私も勉強しよう
感情的にならないようにしよう

心配ごとは相談し、家族や周囲の人たちと、できること・できないことを確認しあう

正しい情報を得て冷静に考える

まずは認知症に対する正しい知識や情報を収集して、現実的に今後直面するかもしれない問題を整理しましょう。そのうえで、自分にできること、誰かの支援が必要なことを具体的に考えていきます。認知症の初期なら、自分で準備できることも多くあります。

正しい情報を得るためには、担当の医師はもちろん、認知症に関する本やインターネット、家族の会や公的な支援機関など、さまざまなところにあたってみます。

本人の病状や進行の具合に合わせて具体的な準備をしておけば、不安も軽くなり、本人も家族にも心構えができるでしょう。

認知症の人と家族の会

全国の認知症の本人および介護家族のほか、専門職など約1万人の会員による公益社団法人です。「認知症があっても安心して暮らせる社会」を目指し、研修を受けた介護経験者による電話相談をおこなっています。そのほか「認知症の人も家族も安心して暮らせるための要望書」などの提言・要望活動、全国研究集会、月刊会報誌「ぽ～れぽ～れ」の発行など、多彩な活動をしています。全国各支部でも電話相談を受け、全国各地のつどいを開催。支部の所在はホームページをご覧ください。

全国対象フリーダイヤル：
0120-294-456
（月～金の 10 ～ 15 時）
会本部 TEL：050-5358-6580
会本部 FAX：075-205-5104
URL：https://www.alzheimer.or.jp/

彩星《ほし》の会

若年期認知症患者と家族を対象に、電話相談などをしています。

事務局 TEL：03-5919-4185
（月 . 水 . 金の 11 ～ 15 時）
URL：https://hoshinokai.org

（2021 年 10 月）

現状を整理する

本人や家族、周囲の人などが、まず現状を整理します。たとえば以下のような手順で、書き出してみるのもいいでしょう。

情報を得る
憶測で行動せず、正しい知識や情報を集める

どこから？
信頼できるところから情報を得る
医師、本、家族の会、公的支援機関、ネット（不確かな情報もあるので注意）

自分の病気について
認知症だけでなく、今後年齢を重ねるうえで、心身の管理をどのようにしていけばいいのか

ほかの病気について
持病がある場合の管理をどうするか、ケガや別の病気にならないための健康管理も考える

手段を講じる
かかりつけ医をつくる。住居をバリアフリーに改装するなど、できることはなにか

認知症について
今後どのように進行していくと予想されるか、どうすれば進行を遅らせることができるかなど

できなくなることを知る
病気が進むとできなくなることを予測。支援先などを調べ、準備しておく

支援が必要になる
いずれ支援は必要になることを認める。生活面の支援をどこ（公的支援も含め）に求めるか

支援先を調べる
公的支援機関を調べる。家族、近所の人などにいざというときの援助をお願いしておく

誰かに助けてもらいたいけど

認知症になると、家族や周囲の支援がなければできないことが増えていきます。ただ、支援の手がほしくても、「助けてください」というには、相当な心の葛藤があるようです。

人には言えない

人前で「わからない」「できない」と言うのは勇気のいることです。家族や周囲の人から、「そんなこともわからないの？」と思われることは、本人にとって、非常に大きな屈辱や羞恥にほかなりません。

本人の気持ち

こんな姿を人には見せられない

おれをバカにするな

誰にも迷惑をかけたくない

恥ずかしいので、人に言えない

外にはとても出られない

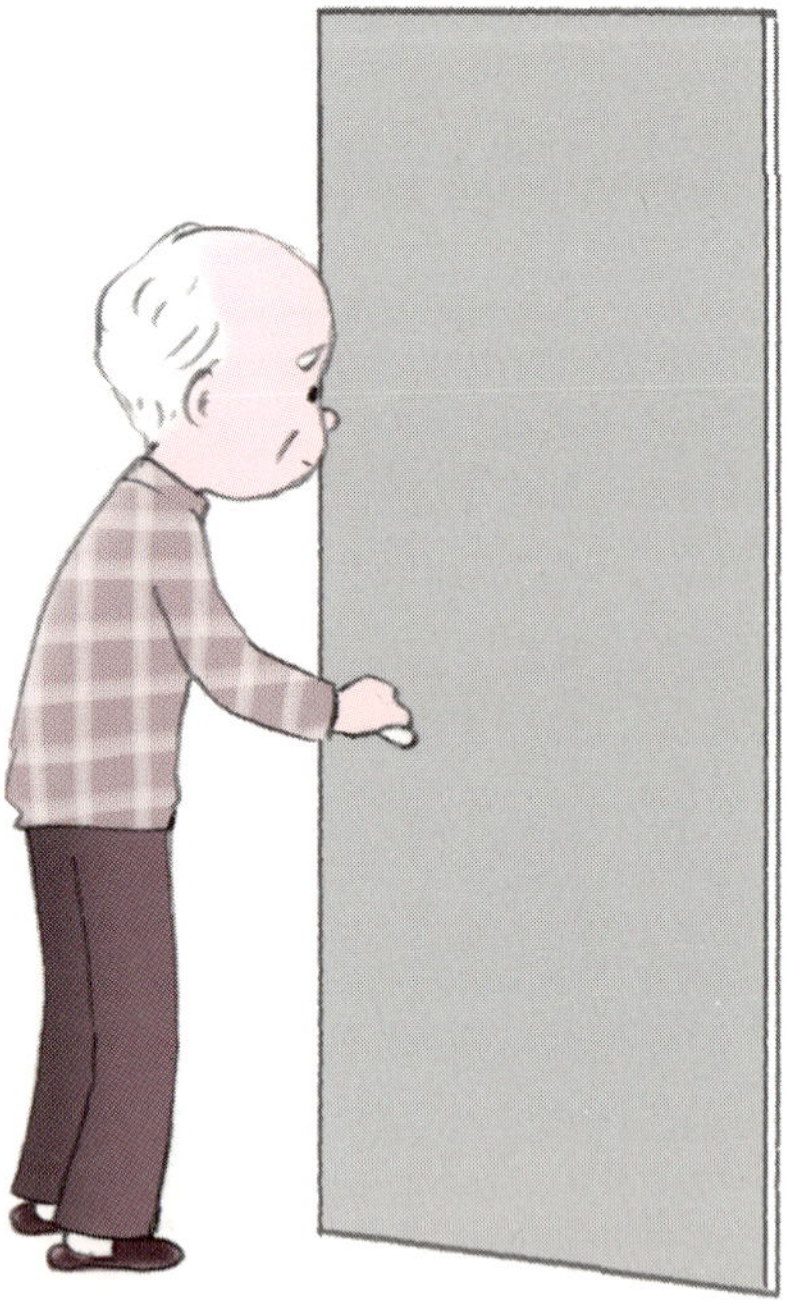

自分からドアを閉ざしてしまう。つらい思いを抱えたまま内にこもろうとする

こんなケースも

服をタンスのどこにしまったかわからないようだった。引き出しに「シャツ」などと貼り紙をしたら、「みっともない」とはがしてしまった

家の近くで近所の人に会ったら、黙って物陰に隠れてしまった。「こんなにバカになったと知られたくない」とつぶやいていた

問診の記入欄の「下着が汚れても平気で着ている」に○をつけない。事実と違うと指摘したら「そんな恥ずかしいこと書けない」と言う。医師にも言えないのか

支えてほしい気持ちを推し量る

本人も本音では「誰かに助けてもらいたい」と思っています。その気持ちに配慮して、支援を強要するのではなく、「それならやってほしい」と本人が納得できる範囲のサポートから進めていくとよいでしょう。

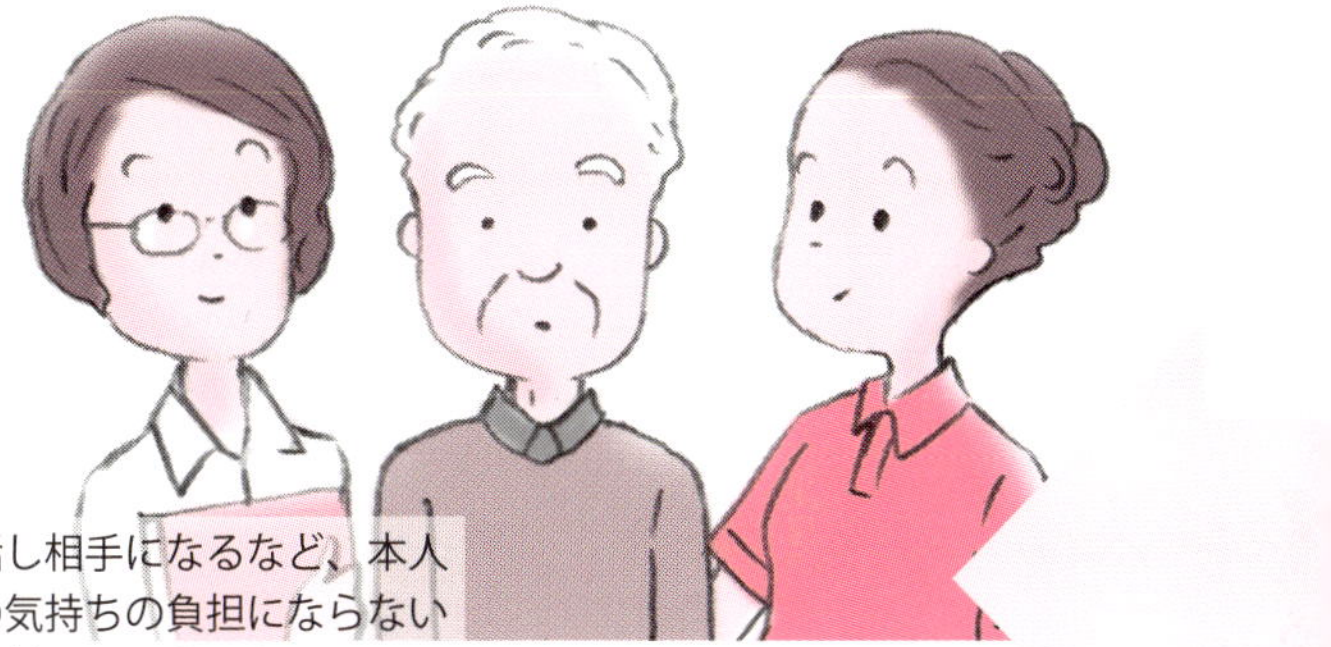

話し相手になるなど、本人の気持ちの負担にならない支援からスタート

こんなケースも

「これからどんどんわるくなると思う。支えていってほしい」と母からはっきり頼まれた

「美術館へいっしょに行こうなどと誘ってもらうとうれしい。約束を忘れないよう、事前に確認してもらえると助かる」

「支えてほしい」となかなか言えない

周囲に迷惑をかけたくない気持ちから、本人はなかなか素直に「助けてほしい」と言えません。また、他人に体を触られたり、人前で洋服を脱いだりすることへの抵抗感から、入浴や身だしなみのケアをいやがる人もいます。

家族ではなく、「支援がお仕事の人なら」と抵抗なく受け入れてくれる場合もあります。公的機関や介護福祉施設、介護ヘルパーなど、あらゆる制度をじょうずに活用して、本人にも納得のいく支援が受けられるよう、支援先を見つけておきましょう。

公的な支援を相談するなら

公的支援の相談は本人が居住する都道府県や市区町村が窓口です。

◆役所・役場
在宅高齢者に関する相談窓口が設置されています。市区町村によって保健福祉課、生活支援課、高齢者福祉課など名称は異なります。

◆保健所
地域住民の健康と公衆衛生を維持するための公的機関。福祉センター、福祉事務所、健康保健センターと呼ばれる場合もあります。

◆地域包括支援センター
地域高齢者の生活支援をおこなっています。

◆認知症疾患医療センター
認知症の専門医療と情報提供、専門相談などをおこなっています。総合病院や精神科病院内に同様の機能を持つ老人性認知症センターを設置している地域もあります。

◆在宅介護支援センター
高齢者の在宅介護支援、相談を受け付けています。

◆民生委員
地域住民の福祉相談に応じます。

生活費や医療費を確保しておく

認知症の人が抱く将来への不安のひとつには、お金の問題があります。収入と支出を考え、生活費や医療費に困らない生活設計を立てておくのも大切なことです。

お金の心配

稼ぎもないのに、医療費がかかる現実は、本人に大きな不安を与えます。毎月の収入と預貯金はどれだけあり、医療費も含めた支出はどれだけかかるのかを整理し、毎日の生活は心配ないことを知れば安心できるでしょう。

本人の気持ち

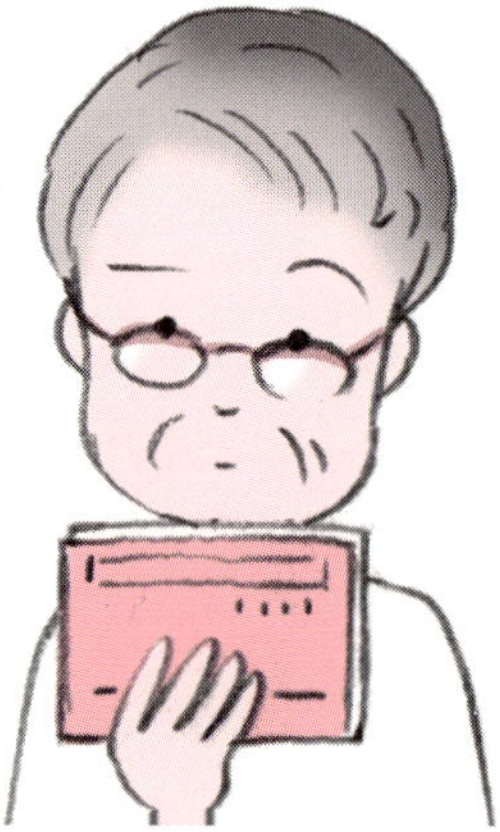
もう給料がないから、生活していけないかも
暮らしていけるのかしら
医療費がかかるだろう。年金だけでだいじょうぶか
誰かにだましとられてしまうんじゃないか
お金がなくなって、ご飯が食べられなくなったら困る

通帳を見て、考え込んでしまう……

調べて整理する

収入

障害年金、特別障害者手当、退職金*、預貯金、有価証券、不動産、資産、各種保険金

支出

医療費、介護費、住居・光熱費、食費、（今後かかる）教育費*、交際費、通信費など

記録しておく

今後の見込み額、財産分けのことも考える

絶対に必要な費用の額と支払い方法を考える

＊若年期認知症の人の場合

第三者が管理することも考えておく

　自分ではできないことが増えてくると、お金の管理をすることも難しくなります。できれば、まだ本人が判断できるうちに、金銭管理の依託先を決めておいたほうがいいでしょう。

　ただ、どんなに信頼している身内でも、金銭トラブルは深刻な問題に発展しかねません。家族以外の、第三者の金銭管理サービスを利用するのもひとつの方法です。

金銭管理を依頼するなら

地域の社会福祉協議会による地域福祉権利擁護事業を利用すると、通帳の預かりや金銭の引き出しなど、日常の金銭管理を依頼することが可能です。また、財産の管理や支払い、契約などを代行できる成年後見制度で後見人を選んでおけば、悪徳業者にだまされ契約した場合でも、後見人が契約解除をおこなうことができます。

ありがちなケース

　認知症の人は「財布がなくなった！」「お金を盗まれた！」と騒ぎ出す「もの盗られ妄想」を起こすことがよくあります。周囲はいわれのない疑いに戸惑いますが、「認知症が言わせているのだ」と割りきることが大切です。

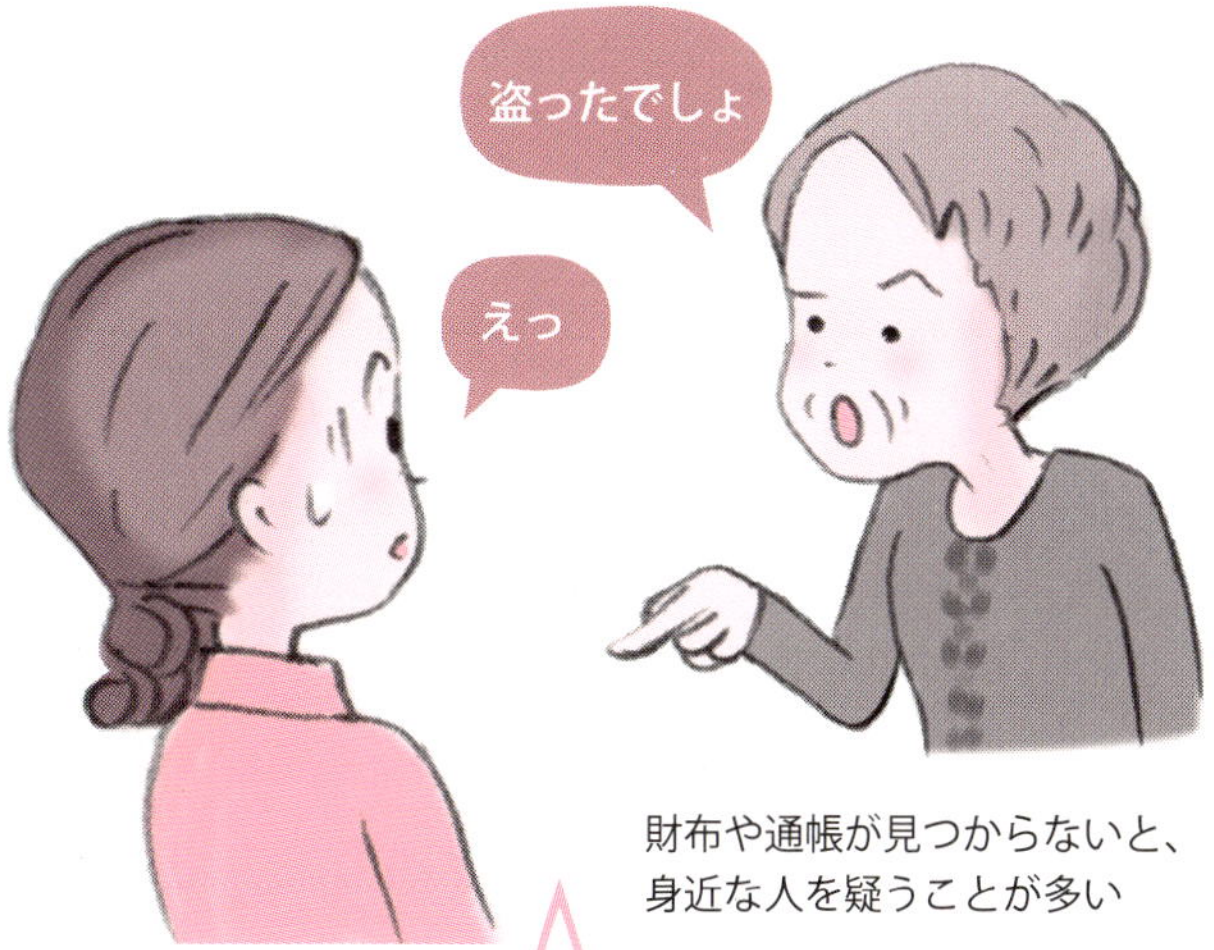

財布や通帳が見つからないと、身近な人を疑うことが多い

不安から想像している

「もの盗られ妄想」の背景には、本人が過去にお金や物に苦労した経験が関係していることが往々にしてあります。自分の大切なものや財産を必死で守ろうとするための過剰反応です。本人の気持ちになって考え、ある程度は付き合いましょう（P75 参照）。

こんな対応を

否定してもムダ。かえって不安にさせるだけ

いっしょに捜し、「ここにあった」と見つける。ただし、くり返していると疑念をもたれることもある

「すみません、ちょっと借りました」などと、演技をするとおちつくことも

正面から否定せず、本人の気持ちを尊重し、ケースバイケースで

工夫❶

現在できることを最大限活用する

ひどいもの忘れは多いけれども、まだまだ自分自身で考え、判断ができる認知症の人は、今ある能力を使って、生活を工夫することも可能です。

IT機器を使えるなら

パソコンや携帯電話などの最近のIT機器は、操作も非常に簡単になってきました。文字が読めるうちは、機械を使ってデータやスケジュールを管理するなど、幅広い活用が期待できます。

パソコンで日記をつける

日々のできごとを日記に書いておくのも、よい習慣です。頭では思い出せなくても、日記を見れば、その日したことがわかります。

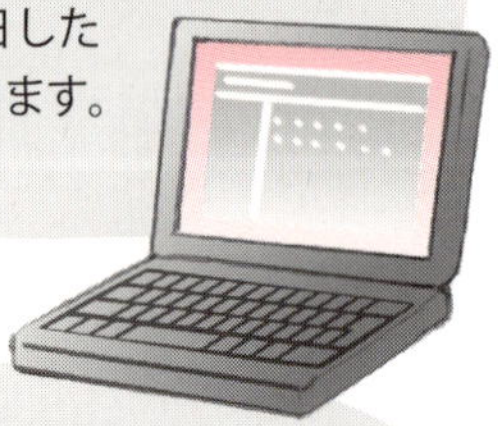

携帯電話でスケジュール管理

携帯電話の機能を使って、約束をメモします。所定の時間にアラームを鳴らしたり、メモを再現したり。携帯ショップで相談できます。

携帯電話で人名管理

住所録の機能を使って、名前、住所などを記録します。絶対忘れてはならない人は、写真も記録しておくと便利です。

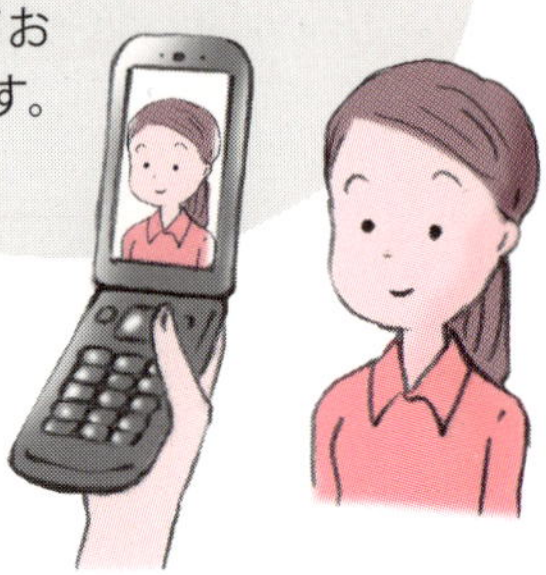

初対面の人は撮影させてもらって、登録しておく

仕事についているなら

若年期認知症で、発症したとき仕事についているなら、まず仕事を続けるかどうかを考えなくてはなりません。

仕事を続ける場合

- 病気のことを上司など職場側に話しておく
- 仕事の内容変更や勤務時間の短縮ができないか相談する
- 同僚にも病気のことを言うかどうか、上司に相談する
- 自分の病状について、できることできないことを話す

退職する場合

- 退職の理由をどこまで話すか考え、職場側にも了解を得る
- 早期退職制度の有無を調べる
- 雇用保険、障害年金など利用できる制度を調べる
- 家にこもらないよう、仕事に代わる活動を見つけておく

自分のことは自分でやりたい

周囲が先回りしてどんどん手助けすることに対し、本人は「もうなにもできないと思われている」「自分でもできるのに」と不愉快に感じたり、情けなく感じたりします。身の回りのことは、できる限り本人の管理に任せましょう。自分が管理するという意識を持つことが張り合いになり、意欲的に生きる支援になります。

自分でできるなら

時間がかかっても、じょうずにできなくても、本人の「自分でやりたい」という気持ちは尊重します。周囲は、本人が管理しやすいような環境を整えます。

持ち物管理

具体的に置き場所を決めておきます。使い終わったら必ずその場所に戻すようにします。戻っていない場合はそっと戻しておいてあげましょう。

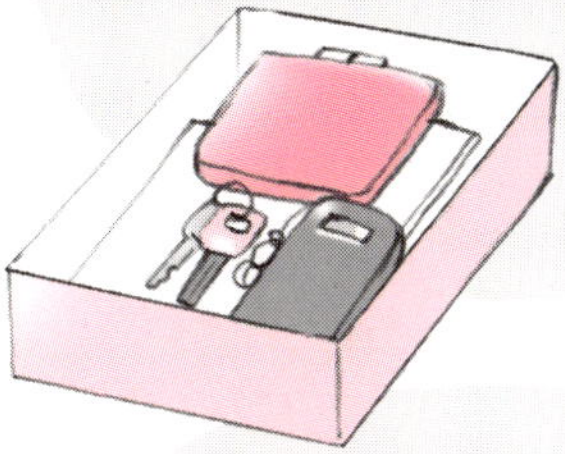

「大事な物」を入れる箱を決めておくとよい

薬の管理

飲み忘れだけでなく、飲んだことを忘れて再び飲んでしまうことがあります。薬は日付と時間をつけて管理し、「今日の昼のぶんはもうないから飲んだのだ」とわかるようにしておきます。「お薬カレンダー」などの市販品を利用してもいいでしょう。

重要ノートをつくる

大切な覚え書きはノートに整理します。思い出せないことがあっても、ノートを見ればわかるようにしておきましょう。「アイロンは納戸の下の段」と書いておけば、置き場所を忘れても見つけることができます。

スケジュール管理

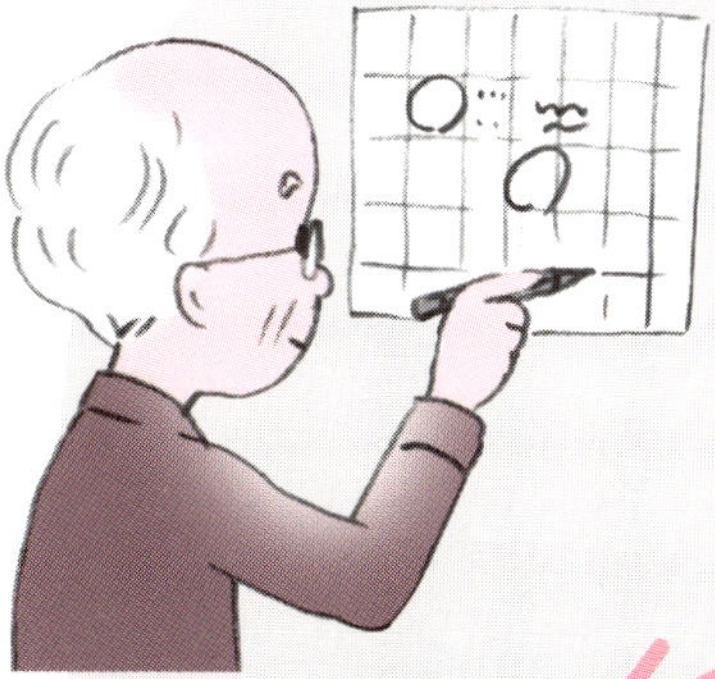

すぐに書く

約束をしたら、その場ですぐに書いておきます。受話器を置いたらもう忘れていた、ということがあるので、確認しながら書くようにするのがいちばんです。

消していく

終わったスケジュールはすぐに消します。新しいスケジュールと古いスケジュールが混在していると、混乱のもとになります。

ポイント

たくさん書いても混乱のもと。なんでも書かず、忘れてはいけないものだけ書くようにします。

工夫❷

細かい工夫でミスを防ごう

認知症の人に「忘れるな」「ミスをするな」と言うことはできません。
しかし、細かな生活の工夫により、ミスを最小限に抑えることは可能でしょう。

自分で意識して

毎日の生活のなかで、「ここがこうなっていたら、もっと安心できる」ということを意識して、自分なりに工夫しましょう。

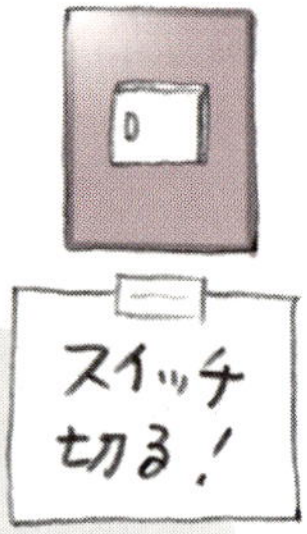

同じ物を買わない

買った物を忘れてまた同じ物を買ってしまうことがあります。「買う物」だけのメモでは効果がありません。「買ってはいけない物」をメモして、持ち歩くようにします。

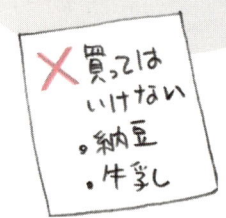

注意書きを貼る

「薬を飲む」「ガスを止める」「鍵をかける」といった注意書きを、本人の目につくところに貼っておきましょう。

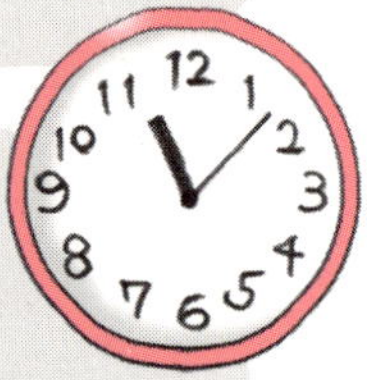

時間を間違えないように

時間がはっきりわかるように、アナログで文字盤の大きな時計を使いましょう。デジタル式では数字の読み間違いが起こります。

たばこの火の始末

たばこを吸う習慣がある場合、火の始末には細心の注意が必要です。灰皿に水を張っておくなど、次善の策を講じて、火事を未然に防ぎましょう。

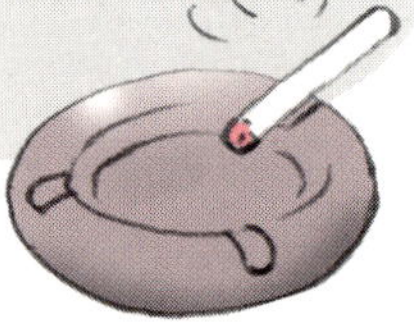

自分のためにも家族のためにも

「またミスしたらどうしよう」と本人はいつも不安を感じて暮らしています。火事や事故は、家族にとっても大きな悲劇です。

そういう不安を払拭できるように、あらゆる先手の防止策を講じましょう。

家族と協力して

認知症の人は、ある程度のことは自分でできる場合もありますが、日によって症状が変わったり、日に日に進行していったりすることもあります。家族は、常に本人のようすを見ながら必要なサポートを確認します。

大切なことは教えてあげる

周囲の人はカレンダーを見るなどして、本人の予定を確認しておきます。人との約束や薬の時間など、忘れて困ることは、時間になったら「そろそろじゃない」などと教えます。

夜中に電気をつけておく

夜中になると興奮して大声を出して暴れる「夜間せん妄」という症状が現れることがあります。夜、真っ暗でしんと静まり返った状態が不安や恐怖心をあおるため、夜中も電気をつけておくと安心するようです。

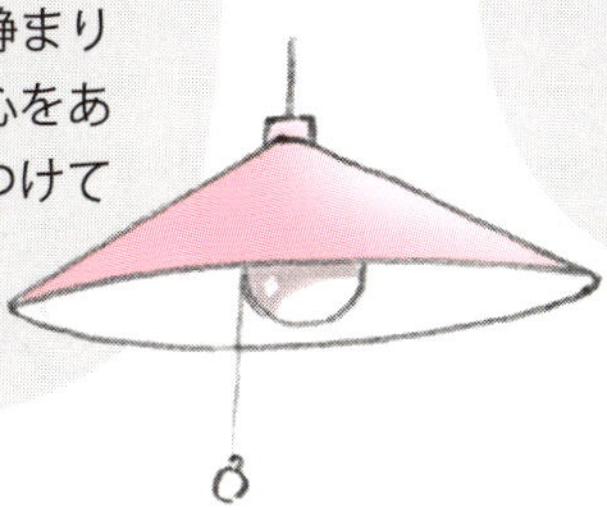

名札をつける

持ち物、衣類には名札をつけておくのがおすすめです。迷子になったときに自分の名前や住所が言えなくても、名札に氏名・住所・電話番号があれば安心です。

ポイント

女性は旧姓のほうがピンとくることがあるので、旧姓も書いておきます。

トイレの場所を示す

排泄の失敗はトイレの場所がわからなくなるためもあります。トイレの場所を示す工夫をすれば、排泄の失敗は少なくなります。

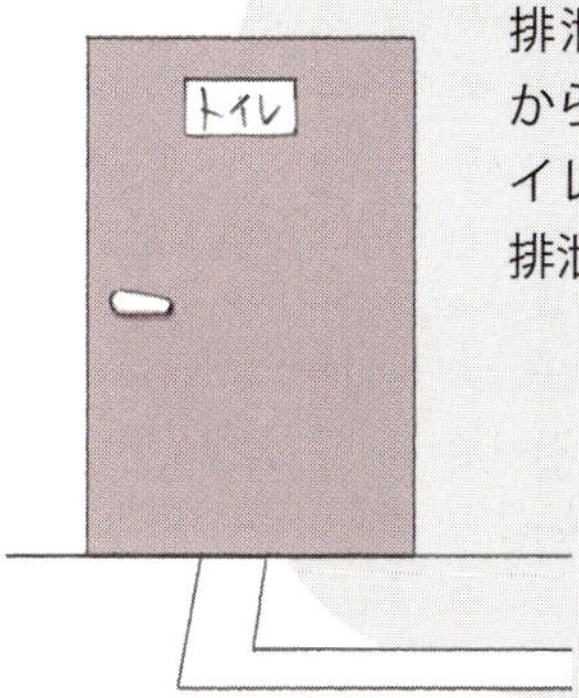

本人の居場所からトイレまでのルートに白いラインを引いておくと、「ここを歩けばトイレに行ける」とわかる

貼り紙をしたら迷わなくなったという人もいる。高齢者には「トイレ」より「便所」のほうがわかりやすい傾向

文字がわからない人も、トイレのマークで迷わなくなることもある

これ以上、症状を進行させたくない

認知症の人にとって、症状が進むという現実は非常につらく、堪え難い苦痛です。もう治らないのではないか、これ以上進行したらどうしようという不安が、常に頭から離れません。

進行していく？

認知症は新薬の開発も進み、原因となる病気の種類（P46参照）によっては治療も可能です。記憶障害や判断力の低下などの中核症状は病気の経過に合わせて進行していきますが、周辺症状は生活環境の整備や介護の工夫で軽くすることが可能です。

本人の気持ち

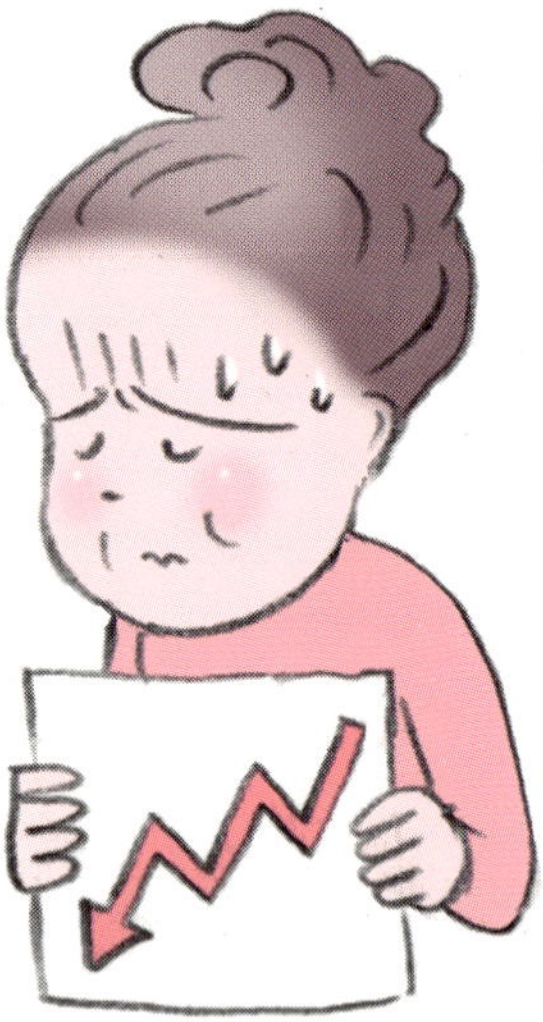
ほかの病気になるかも
このまま進行を止めたい
これ以上ひどくなったら困る
寝たきりになるのはいや
どんどんわからなくなっていくんだろう
もう治らないんだ
迷惑をかけることになるのか

今後の見通しは楽観視できない。進行を止めたいと思う

解説

進行度と周囲の大変さは比例しない

認知症は、もの忘れが多いという程度から、ほとんど寝たきりで人の顔も識別できなくなるまで、じょじょに進んでいきます。本人も家族も、今の段階を知りたがりますが、認知症の進行度ははっきりと区分けできないのです。個人差も大きく、認知症のもとにある病気によっても違います。

進行度を知りたがるのは、今後介護がより大変になるかどうか心配だからでしょう。ただ、介護は、初期だから楽、後期は大変というわけではありません。さまざまな問題行動も、それぞれ半年から一年ほどで収まっていくものです。

むしろ介護の大変さは、認知症の人の気持ちに寄り添えるかどうかに、大きくかかわっています。

そのための対策

認知症の多くは進行を止めるのが難しいのですが、希望を捨てることはありません。今できる治療を続け、進行を最小限にとどめる努力をすることも可能です。自分なりに対策を立てる人も多くいます。

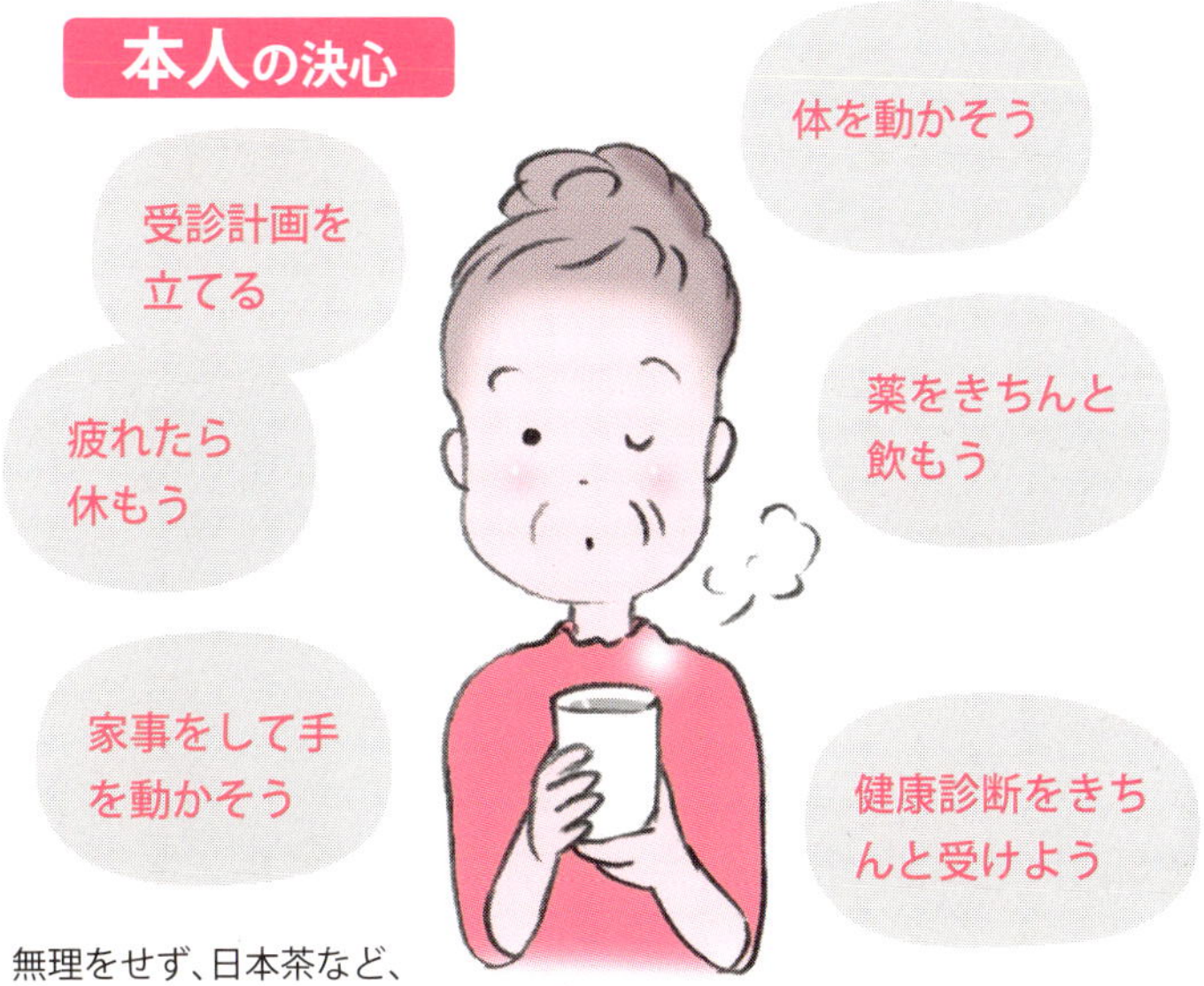
本人の決心
受診計画を立てる
体を動かそう
疲れたら休もう
薬をきちんと飲もう
家事をして手を動かそう
健康診断をきちんと受けよう

無理をせず、日本茶など、健康によいといわれるものを積極的にとる

かかりつけ医に頼んでおく

認知症は専門医が少なく、遠方まで通院するのは大変です。認知症の治療も、ふだんからの「かかりつけ医」の協力が役に立ちます。認知症以外の病気の早期発見のためにも、かかりつけ医に定期的に健診を受けるとよいでしょう。日ごろ、さまざまな体調を診ている医師だからこそ、小さな変化に気づいてもらうことができます。

体を動かしたり、手作業をしたり

本人も家族も、認知症だとわかったら、これ以上病状を進ませたくないと思うのが普通です。その状況にふさぎこんでしまうか、なんとかしようと思うかは、本人しだい。自分なりに調べて動きはじめる人も多くいます。

認知症になっても、自分でできることはたくさんあります。衰えてきている機能があっても、元気な機能を最大限に活用します。体操や運動で体を動かしたり、家事で手先を使ったり、自ら積極的に行動する気持ちは大切にしましょう。

こんなケースも

「ぼけ防止に踊りをしています。みんなとおしゃべりもできるので、けっこう楽しんでいます」

「ほとんどなにもできませんが、今いちばん大切なことは、これ以上進ませないようにと思って生きることです。気持ちだけはそう思います」

病院は頼りにしているが要望もある

認知症になれば、誰もが医療機関の世話になります。ただ、頼りの病院ではあっても、その対応にショックを受け、信頼できない気持ちになる認知症の人も多いようです。

告知のされ方

本人に対してストレートに「認知症です」と告げる場合もあれば、家族にのみ伝えるなど、医師の告知方法はさまざまです。認知症の人は、わかるようにきちんと説明してほしいと感じています。

家族の気持ち

つき放すような言い方をしないで

本人にはっきり言わないでほしかった

先に家族に伝え方を相談してほしかった

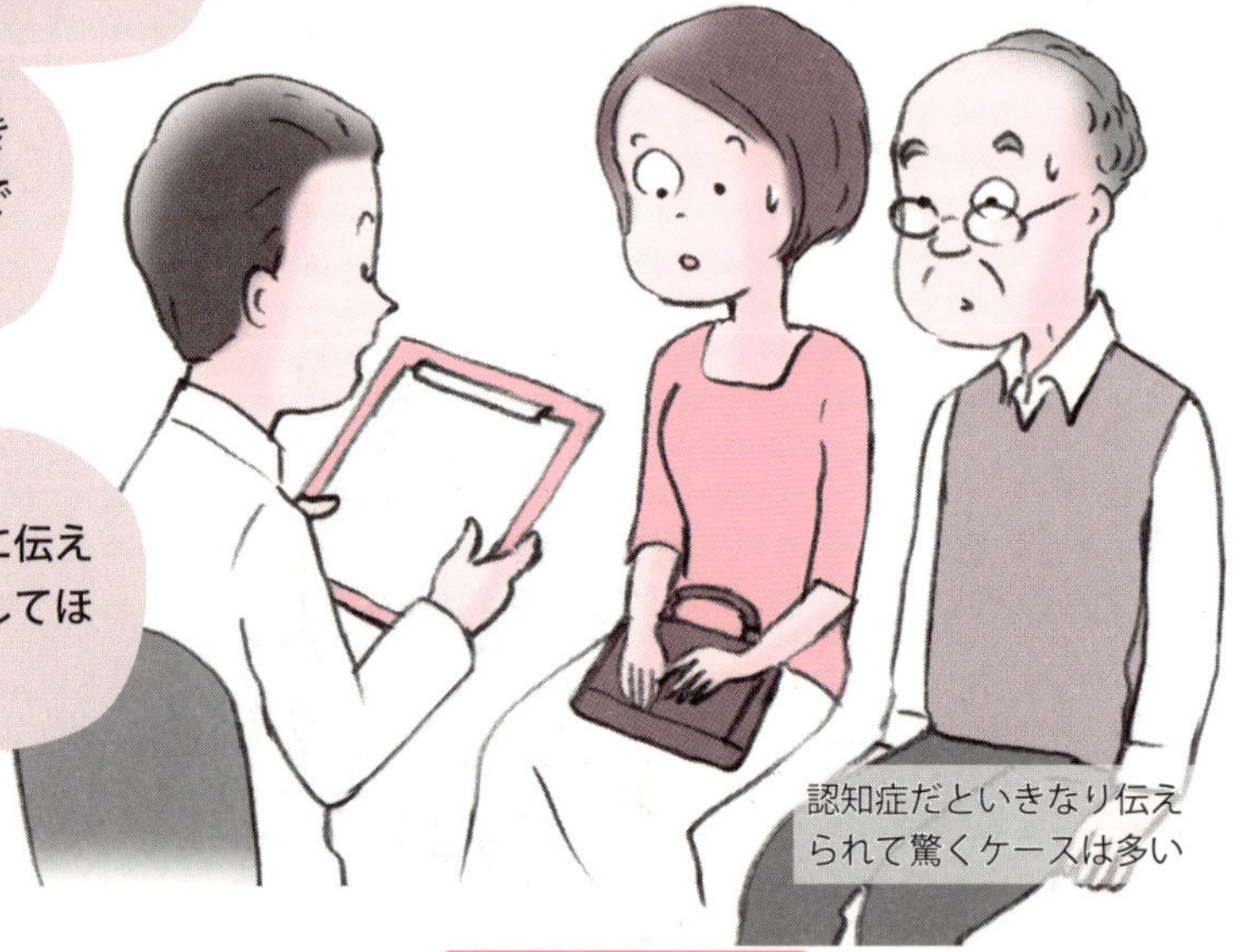

認知症だといきなり伝えられて驚くケースは多い

本人の気持ち

がんの宣告より厳しい病名だ

治らない病気ということなのか

海馬《かいば》って、なんのこと？

なにもできない人だと決めつけないで。わかっていることも多い

医師は義務感のみ？やさしい気持ちがないのだろうか

解✚説

治る認知症もある

認知症は治らないと考えている人が多いようですが、脳《のう》腫瘍《しゅよう》、慢性硬膜《こうまく》下《か》血腫《けつしゅ》、正常《せいじょう》圧水頭症《あつすいとうしょう》、初老期のうつ病などが原因の場合もあります。原因となる病気がわかれば、外科手術や薬物療法で治すことは可能です。一度は受診することをおすすめします。

薬への思い

処方される薬は飲まなくてはいけないとわかってはいても、服薬に抵抗を覚える人もいます。

本人の気持ち

こんなにたくさん飲むの？

効かないから、もう飲まない

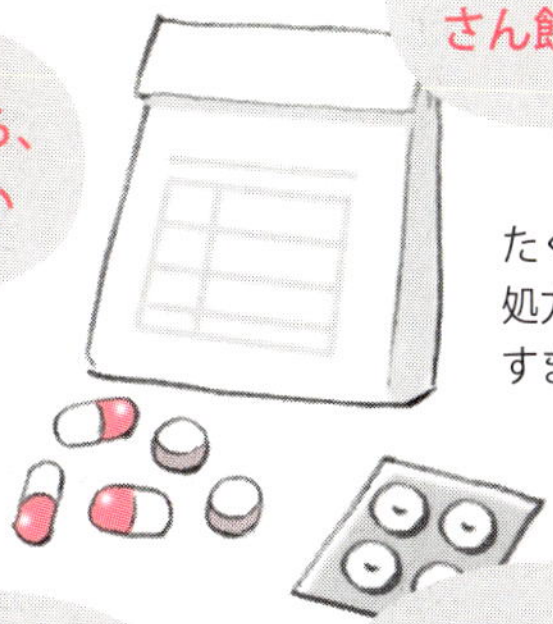

たくさんの薬が処方されるとますます心配に

飲み忘れるから、病気が治らないのか

病名を告げられず、薬だけを出されて、わけがわからない

本当に効く薬が早く出てきてほしい

用意してくれるものを飲むだけ（介護者を頼っている）

家族は「薬を飲んでほしい」

本人は、薬の飲み忘れや、飲んだことを忘れてしまうための飲み過ぎ、薬嫌いによる拒否などがあります。家族としては「薬をきちんと飲んでほしい」と思っています。

◆飲み忘れ対策
- 一度に飲む薬を１包化する
- 薬をカレンダーに貼っておく
- 服薬の時間に電話をする

◆飲み過ぎ対策
「飲んでいない」と要求する場合、体に支障のない市販のサプリメントを渡す

◆薬嫌い対策
- 飲みやすい錠剤型に変える
- 味を変えるなど医師に相談する

多くの人が望んでいる

認知症の新薬は、世界中の製薬メーカーで盛んに研究されています。残念ながら「魔法の薬」はまだありませんが、新薬の登場が待たれます。

現在の認知症の薬は

アリセプト（塩酸ドネペジル）に加え、メマリー（メマンチン塩酸塩）、レミニール（ガランタミン臭化水素酸塩）のほか、貼り薬のリバスタッチおよびイクセロン（リバスチグミン）が保険適用になった。

告知のしかたに気を遣ってほしい

認知症の告知は、「知ってよかった」と思う人がいる反面で、「知りたくなかった」と絶望的になる人もいます。多くの人が医師に望むのは、まず家族と相談したうえで本人にとってショックの少ない告知の方法を探ってほしい、ということです。

ひとり暮らしを続けていけるか

認知症になってもひとり暮らしの人は大勢います。ただ、生活上の不都合なことが多くなるほど、本人も周囲も、「いつまでひとり暮らしを続けていけるか」という不安が襲ってきます。

ひとりでも自宅がいい

住み慣れたわが家で暮らしたいなら、身の回りのサポーターを見つけておきましょう。

移動を助けてくれる人を見つけておく

ヘルパーやボランティアなど、外出時の地図や目、足代わりになってくれる人を日頃からお願いしておきます。

信頼できる隣人に合鍵を預けておく

遠くに住む家族よりも、信頼できる隣人に合鍵を預けておいたほうが、万が一のときには助かります。

毎日ようすを見てくれる人を確保しておく

日によって症状が変わる認知症の人にとって、毎日顔を出してくれる人の存在は大切です。友人やヘルパーに頼んでおきましょう。

いざというときの連絡先をわかりやすく

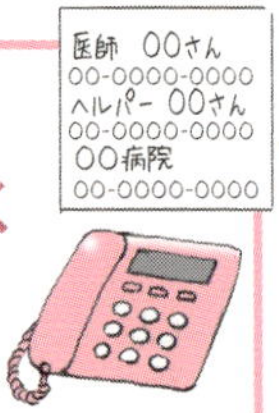

自宅の電話の横などに、大きな文字で貼っておくと、誰の目にも留まります。所持品にも連絡先をメモしておきます。

お金の出し入れの方法を決めておく

支払いも受け取りも自動振込を利用し、手元の現金は最小限にしたほうが安心です。将来お金の管理を頼む後見人も決めておきましょう。

食事など生活の日常を支えてくれる人を見つけておく

食事の支度や掃除、ゴミ出しなど、身の回りの世話を頼めるヘルパーの派遣を頼んだり、配食サービスを利用するのもひとつの選択肢です。

火の始末をきちんとする

ガスを使うなど、日常生活に欠かせない火を扱うときには、細心の注意が必要です。

- 火事予防に「火の用心」「火は消しましたか？」などと書いて貼っておく
- 火災報知器を取りつける
- 燃えやすいものはできるだけ排除し、難燃性の絨毯やカーテンに替える
- 石油・電気ストーブは使わない
- 安全機能付きのガスコンロに替える
- ガスコンロを電磁調理器に替える

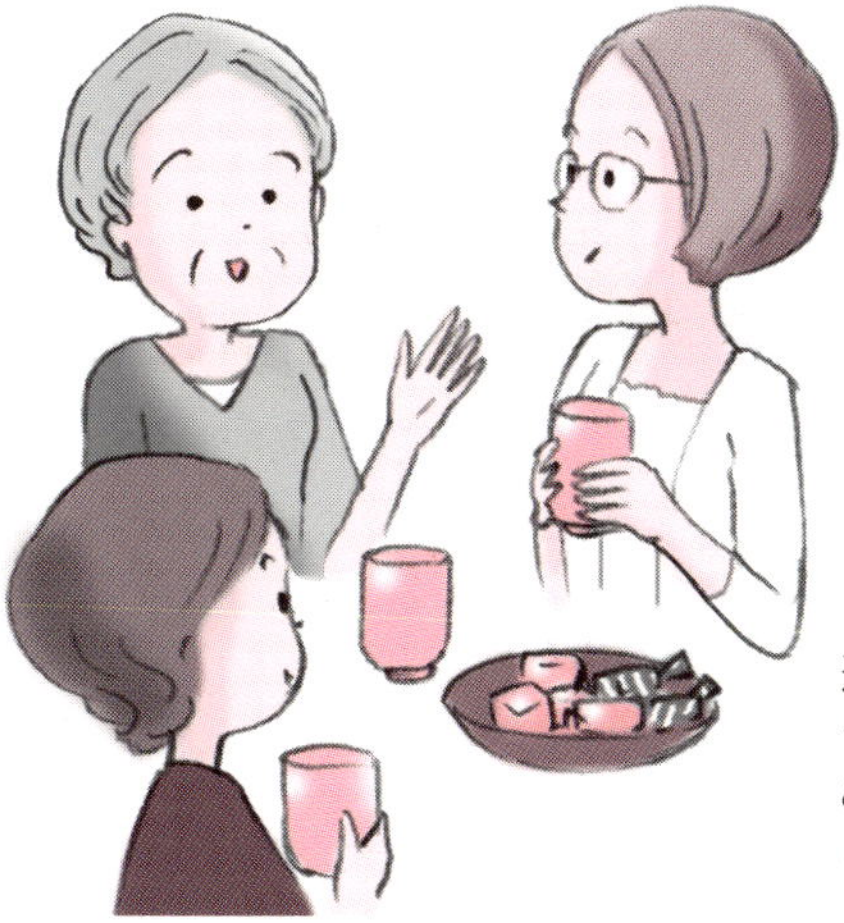

近所の人たちとの付き合いがあれば、住み慣れたところで暮らすことも可能

初期なら地域ケアで可能なことも

認知症の初期で、周囲とのコミュニケーションも十分にとれるうちは、ひとり暮らしは可能です。

地域の人にひと声掛けてもらうように頼みます。近所の人だと気が引けるようであれば、地域の民生委員の方に認知症であることを伝えておきます。困ったことがあれば手伝ってもらえるように、いつでも相談できる頼れる人を見つけておきましょう。

遠方にいる家族ができること

ひとり暮らしの認知症高齢者には、24 時間体制の見守りや日常生活を支える援助が必要です。近隣の顔なじみを頼っても、本人の認知症症状のために、サポートの拒否やもの盗られ妄想などで、ひと騒動。そのため人間関係に軋轢《あつれき》を生じてしまうなど、周囲も面倒を見きれなくなってしまうこともあります。

他人の善意だけでは賄いきれない部分は、やはり地域の公的サポートが頼りです。

＜家族が頼れる先＞

- 近隣の顔なじみ、民生委員など、地域への理解と協力を求める。
- ひとり暮らしの認知症高齢者のための「認知症高齢者の地域ケア」など、地域密着型サービスの活用。

解＋説

ひとり暮らしの認知症は五六万人!?

日本では、六五歳以上の単独世帯が年々増えつづけ、平成二九年度の厚生労働省の統計によると、約六二七万世帯。六五歳以上の認知症出現率が約九パーセントですから、単純に考えても、ひとり暮らしの認知症の人は全国で約五六万人いる計算になります。

この認知症高齢者を支えるには、今後さらに地域で支え合うしくみづくりが求められます。私たち一人ひとりが独居の認知症高齢者の問題を理解し、孤立や孤独を防いでいく必要があるでしょう。

65 歳以上のひとり暮らし人数

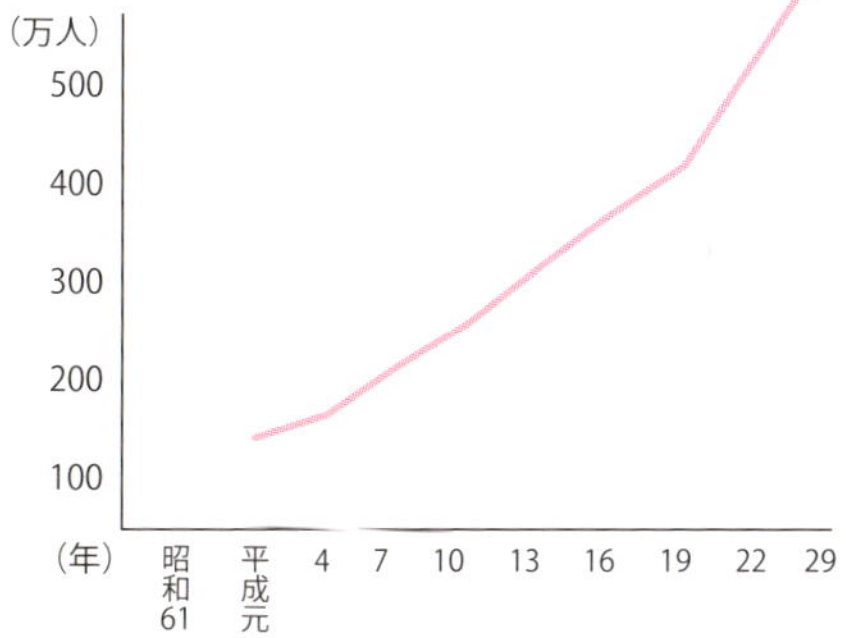
（万人）
500
400
300
200
100
（年）
昭和61
平成元
4
7
10
13
16
19
22
29

死に方と死後の始末を決めておく

「自分の死に方くらい自分で決めたい」と思う人は多いけれど、実現できる人は少ないものです。

死から目をそらさず、最期をどう迎えるかを考えておくことは、大切な準備のひとつです。

死に方を決めておく

認知症では、最期はほとんどなにもわからない状態で寝たきりになります。延命治療をどこまで施すのか、自分の死に方を選ぶことも可能です。家族がいる場合、自身の意思を残しておくことは、家族のためにも必要です。

リビング・ウイルをつくっておく

日本尊厳死協会が発行する「尊厳死の宣言書」を「リビング・ウイル」と言います。治療で治る見込みのない病気にかかった患者が医師に提示して「人間らしく安らかに自然な死をとげたい」という意思を伝える書類です。

同協会では、会員がこの「リビング・ウイル」に署名・押印したものを登録・保管し、本人には会員証と原本証明済みのコピーを発行しています。

延命治療について

主に３つの治療法があります。

いずれの場合も寝たきりになるリスクの高い延命治療です。

人工呼吸	呼吸が停まった場合におこなう措置。意識もなく、自発呼吸もできないまま人工呼吸器が外せなくなるケースもよくある
心臓マッサージ	心臓が停止した場合の救命のための蘇生《そせい》処置。停まった心臓を再び動かすため、心臓が動いても脳死している可能性がある
胃ろう	自力では食事がとれない場合に、胃に穴を開けて栄養を滴下する措置

注意ポイント

「リビング・ウイル」は独自の価値観では決められません。

以下の２つに注意が必要です。

法的に有効な書類にしておく

自分の意思は「リビング・ウイル」など、法的に有効な形で残しておきます。手書きの遺書では認められないこともあります。

望んでもダメなこともある

薬物投与による安楽死など、病気が原因ではない死に方を選ぶことはできません。周囲に「死なせてほしい」と懇願《こんがん》しても、それは嘱託《しょくたく》殺人となり認められません。

安らかに死にたい

誰もが人生の最期は、眠るように安らかに死にたいと思っています。自分が死んだあとの家族のことまで考えた準備をしておく人もいます。

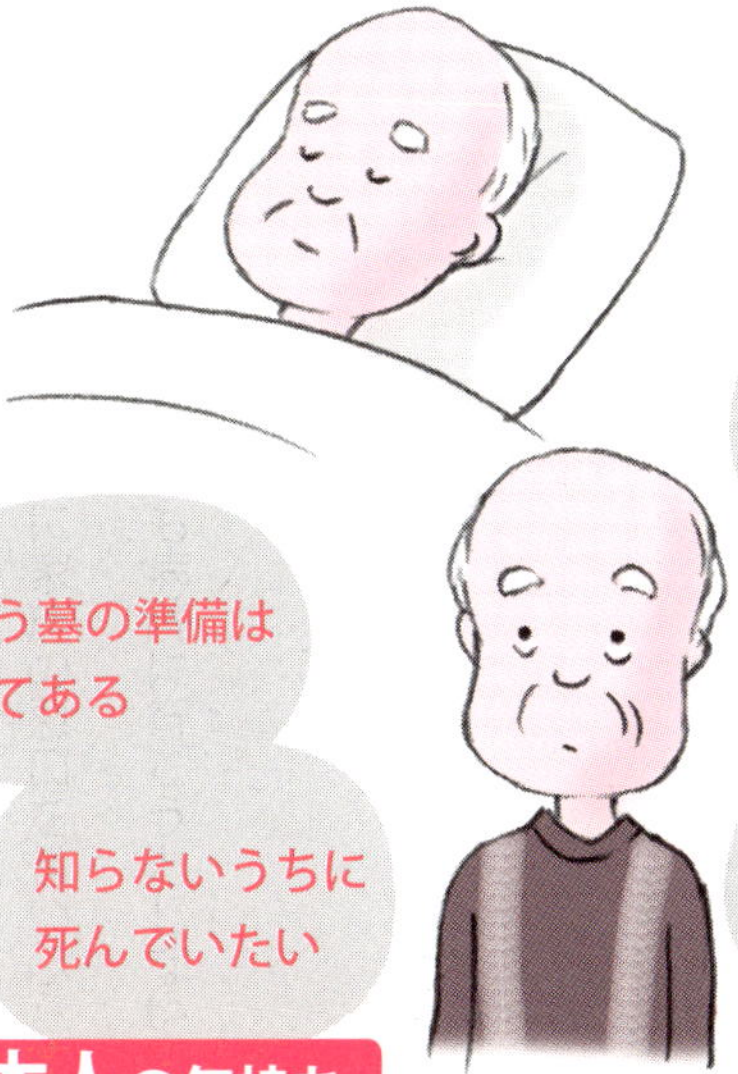
遺言しておきたい
子どもたちは仲良く暮らしてほしい
苦しんで死ぬのはいやだ
朝、息がないというのが望み
もう墓の準備はしてある
知らないうちに死んでいたい
死ぬのは怖い
スカッと死にたい
本人の気持ち

自分の死に方について漠然と想像する

遺言書のつくり方

「財産はマイホームしかなく、二人の子どもに分与したいが、愛着のある家を売却してほしくはない」といった場合、本人の死後、残された家族が財産分与などで揉めないためにも、家族の誰になにを相続させるかは、やはり遺言書に残しておくのがベストです。遺言書は自筆で書くこともできますが、専門家にまかせたほうが確実です。

相談先

- 成年後見制度の後見人
- 弁護士や信託銀行など

認知症と診断されていたら

家族に残したい財産や金品、あるいは自らの死後の措置に対する希望があるなら、まだ十分な判断能力のあるうちに遺言書を残しておきましょう。認知症の人の場合、遺言書をつくった時点の本人の判断能力の有無で、その効力を問われる場合があります。遺言書を作成した時点では十分な判断力が備わっていたとする医師の診断書も添えて、遺言書を残しておくのが最善の策です。

どんなふうに死ぬか、マイホームをどうするか

認知症の人が終末期を迎えたとき、判断力はなくなっています。本人の死の迎え方や財産相続のしかたを、家族に決めさせるのは難しいことです。後々の家族関係に禍根《かこん》を残しかねません。

自分の意思を書面に残しておけば、家族にとっても尊重すべき大切な遺書となるでしょう。

解説

認知症は病名ではなく症状の名称

世の中に「認知症」という病気はありません。認知症は脳の病気による一次的要因と、脳以外の身体的・精神的・環境的な二次的要因が絡み合って起こる「症状」のことです。入院や転居、配偶者の死などを機に出現する人もいれば、脳に病気を持っていても症状は見られない人もいます。

原因となる主な病気には下記のようなものがあります。

認知症の原因

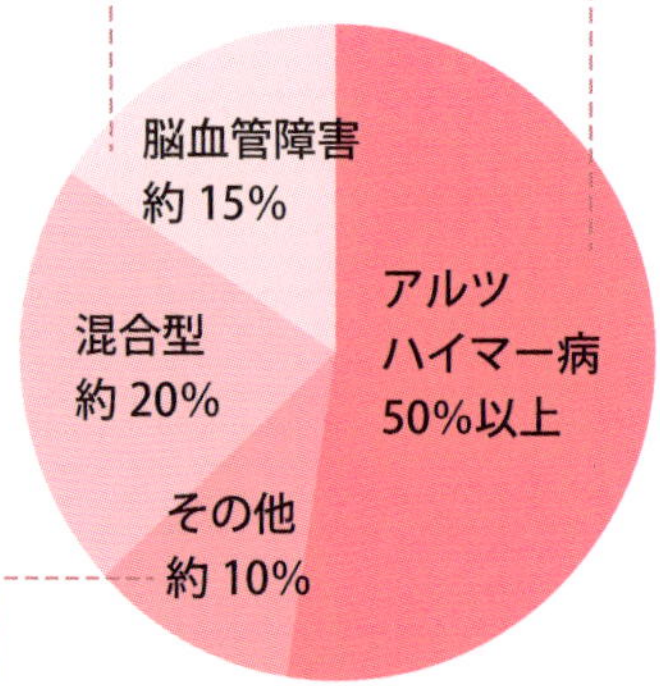

脳血管障害
約 15%
アルツ
ハイマー病
50%以上
混合型
約 20%
その他
約 10%

脳血管障害

脳梗塞《のうこうそく》や脳出血など、脳の血管が詰まったり破れたりする、いわゆる脳卒中を起こすと、認知症が出現することがあります。無気力・無頓着など自発性の低下が主な特徴です。脳卒中をくり返すことで認知機能が低下していくので、脳血管障害の再発防止が、脳血管性認知症の予防にもつながります。

アルツハイマー病

認知症の原因のなかでは最も多くを占めています。初期の軽度のころは、もの忘れなどの記憶障害が目立ちますが、ゆっくりと症状が進行し、徐々に日常生活にも支障をきたすような記憶障害以外の症状も出現していきます。40 代後半から 65 歳未満で発症した場合をアルツハイマー病、65 歳以降の場合をアルツハイマー型認知症と区別しています。抗認知症薬によって進行を遅らせることが可能です。

ピック病

前頭側頭型認知症とよばれます。脳の司令塔とも言われる前頭葉と、記憶中枢のある側頭葉に萎《い》縮《しゅく》が見られるのが特徴です。本能的な欲求の抑制がきかないため、万引きや性的逸脱行為、暴力などの社会的問題を起こすといった初発症状が、他の認知症とは大きく異なります。

レビー小体型認知症

脳の神経細胞内にレビー小体という異常なタンパク質が蓄積。記憶障害をはじめ、ないはずのものが見える幻視、手の震えなどのパーキンソン症状などを伴うのが特徴です。一日のなかでの病状の変動が大きく、午前中は自分のスケジュール管理までできていた人が、午後には配偶者の顔も覚えていないことがあります。

いないはずの人が見える幻視が特徴

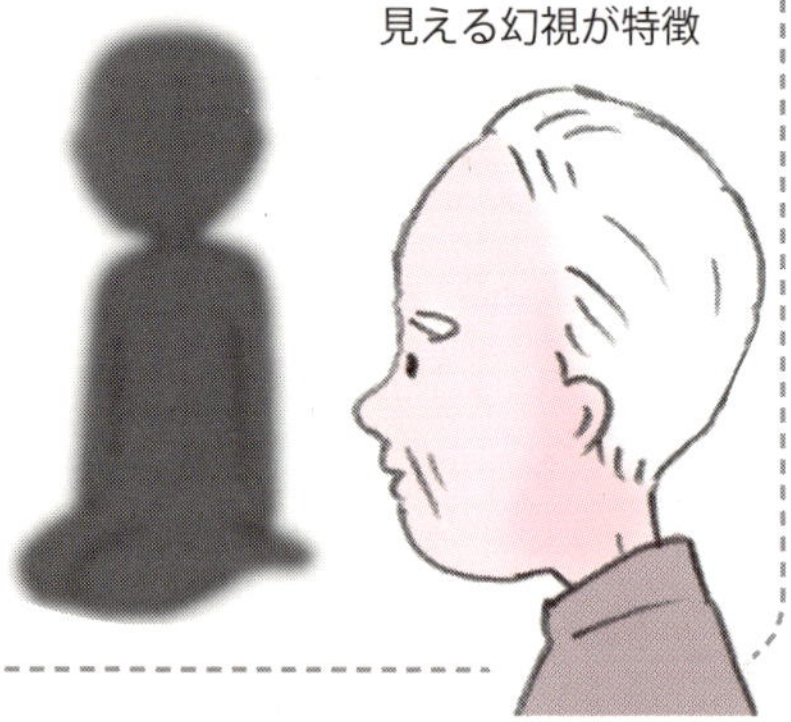

3

寂しい日々だけど喜びもある

先の見えない道を、ひとりで歩いていくのは寂しいものです。
人の役に立ちたい、働きたいという気持ちがあるのに、
人に迷惑をかけている情けなさ。
でも、落ち込んでいてもしかたがありません。
そう思ってまわりを見回せば、家族や友人、
自分を支えてくれる人たちがいることに気づきます。
多くの人に感謝しつつ、今、目の前だけを見つめて、
これからも生きていきます。

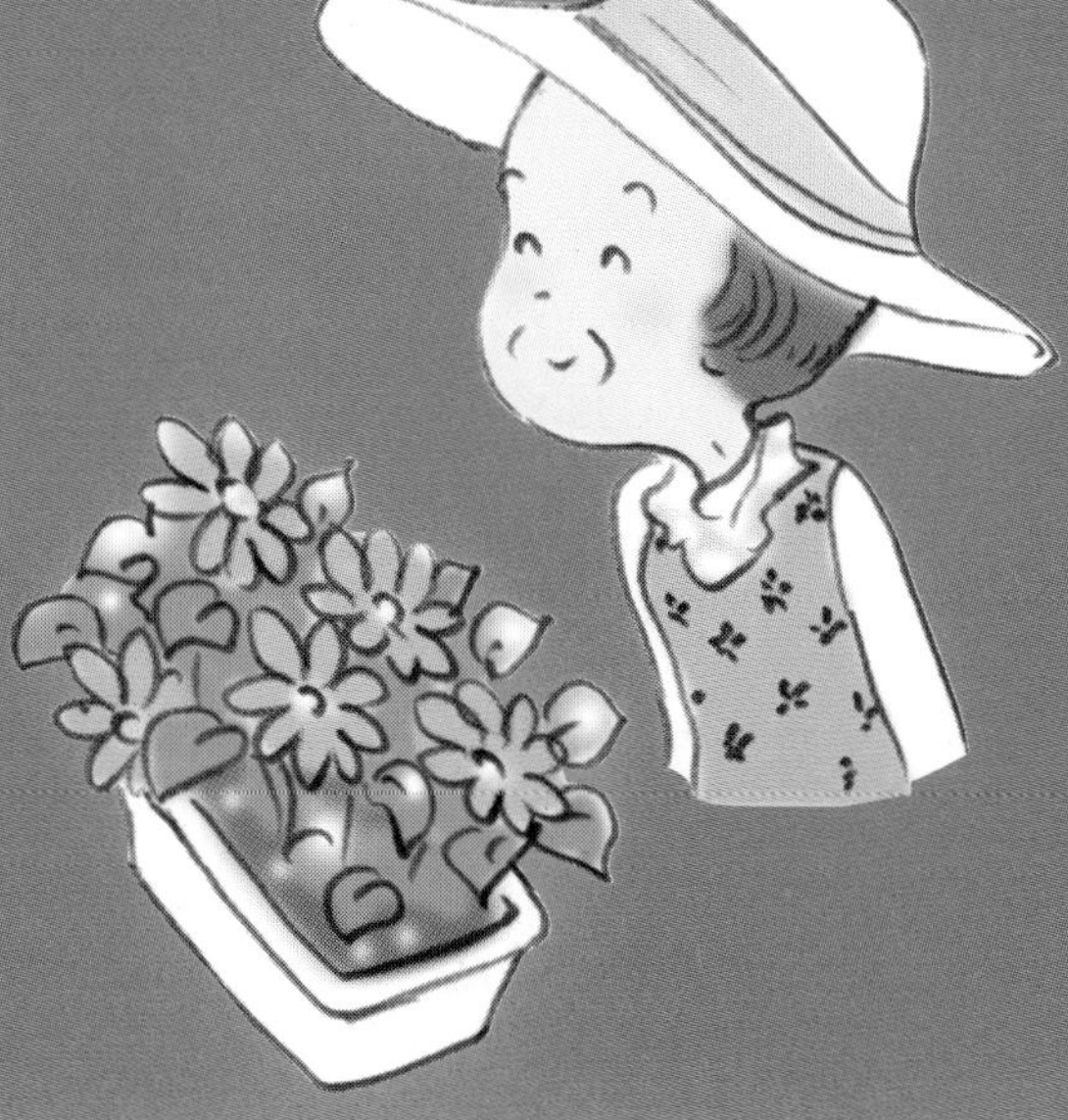

人とのかかわりがなくなって寂しい

認知症が進むほどに、かつての行動力や意欲は低下し、家にいる時間が長くなります。人とのかかわりが少なくなり、孤独や不安を感じ、寂しさを募らせていることも多いのです。

豊かな老後

「健康ではない」「お金がない」から、豊かな老後が望めないかと言えばそうではありません。家族や友人、支え合える人が周囲にいるだけで、心穏やかな日々を望むことができるでしょう。

もっとも基本的な条件

健康で経済的な不安もなく暮らしていても、ひとりぼっちだとしたら、寂しい毎日のはずです。認知症の人にとってもそれは同じ。温かい人間関係があってこそ、人生は豊かであると言えるのです。

認知症では

たとえ介護の必要な状態になっても、自分を支え理解してくれる家族がいて、それを感謝し素直に受け入れられる関係があれば、心豊かに暮らせます。

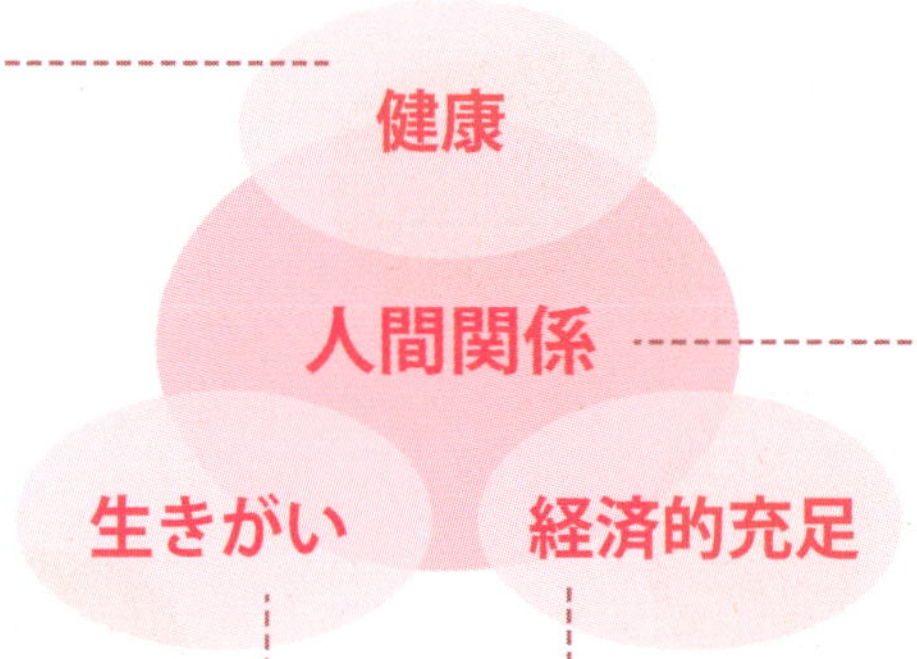

人間関係とかかわりが大きい

生きがいを持って暮らしている人たちは、趣味や旅行を楽しんだり、おしゃべりをしたり、友人や家族とのコミュニケーションのなかに幸せを見つけています。人とのつながりは豊かな人生に欠かせないのです。

たとえ貧しくとも

お金があるから幸せというわけでもありません。経済的に厳しくても、認知症のパートナーを支えながらも、仲睦まじく暮らしているご夫婦は幸せだと感じています。

解✚説

介護も同じ。ひとりではつらい

認知症の人を介護する側にも、心の支えとなる拠り所は大切です。認知症が進むと、介護もどんどん大変な状態になっていきます。それでも周囲の理解不足、支援不足から、介護者が家族のなかでさえ孤立してしまうことも少なくありません。

そんなときには、介護の責任をひとりで背負い込むのではなく、自分のつらさを伝え、理解してもらえる相談者をもちましょう。ひとりでがんばりすぎることが、かえって心の重荷になり、自分も体を壊したり、抑うつ状態になってしまったりすることもあります。

認知症の相談機関やショートステイなどの公的なサービスを見つけて、積極的に利用しましょう。

孤独感に落ち込む

認知症の人はひとりぼっちにされたり、忙しいからと無視されたりするだけでも、自分は嫌われたのではないか、誰も相手にしてくれないのではないかと、孤独で不安な気持ちになってしまいます。

本人の気持ち

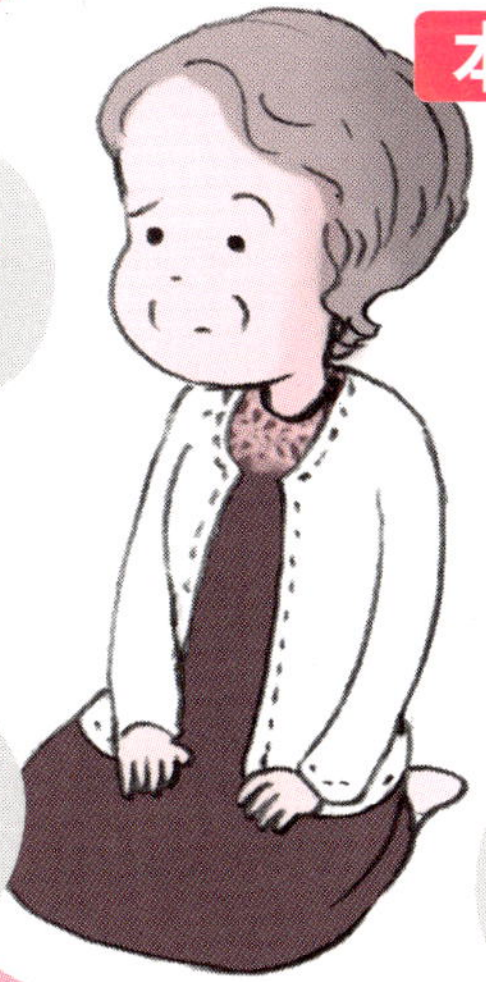

ひとりは寂しい

本人の思い込みから孤独感を抱えてしまうこともある

私をのけ者にしている

私からみんなが離れていく

好きな人といっしょにいたい

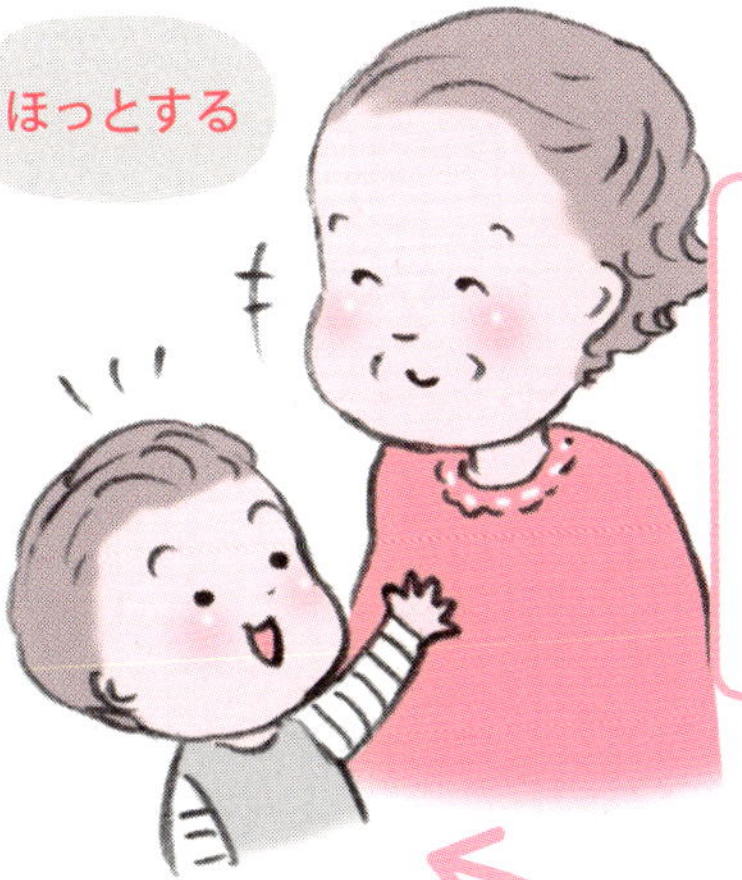

ほっとする

おしゃべりをしなくても、孫を見ているだけでうれしい

言葉にできれば

寂しい気持ちを誰かに訴えることができればわかってもらえるが、うまく言えない

自ら心を閉ざす場合もある

認知症の症状を自覚して、自信をなくす人も多くいます。「どうせ自分は誰にも相手にされないのだ」と落ち込み、自ら心を閉ざしてしまう場合もあります。

置いていかれる不安が常にある

認知症の症状のひとつに「家族に見捨てられる」と思い込む、「見捨てられ妄想」があります。

また、どこもわるくないのに体の不調を訴えることもあります。本人は、家族から取り残されていくような不安や悲しみを抱え、精一杯の「心配してほしい」「自分を尊重してほしい」というメッセージを送っているのです。

こんなケースも

田舎で暮らす母からほとんど毎日電話がくる。そのたびに「長いこと声も聞いてないから」と言う

家族はそれぞれ仕事に出ているのに、「私はひとりぼっちでお留守番」と書いたメモを見つけた。母の気持ちを初めて知った

できることもあると、わかってほしい

「認知症になるとなにもできない」ということはありません。できること、できないことには個人差もあり、最初からできないと決めつけられることが、なにより本人を傷つけます。

なにもできないと決めつけないで

認知症を発症した初期のころにはできていたことが、病気が進行するにつれて、どんどんできなくなっていくのは確かです。

しかし、動作が遅くなっても全然できないわけではありません。症状の進行を抑えるためにも、自分でできることはできるだけ自分でしてもらうことも大切です。

それを介護者が、「どうせできないでしょ」と言わんばかりに手を掛けてしまうと、本人の自尊心を傷つけ、怒らせてしまう場合もあります。結果的に「なにもできない」「させてもらえない」ことが、本人の生きがいを奪ってしまうことにもなりかねません。

本人の気持ち

テレビを見るしかないと言う人も多い

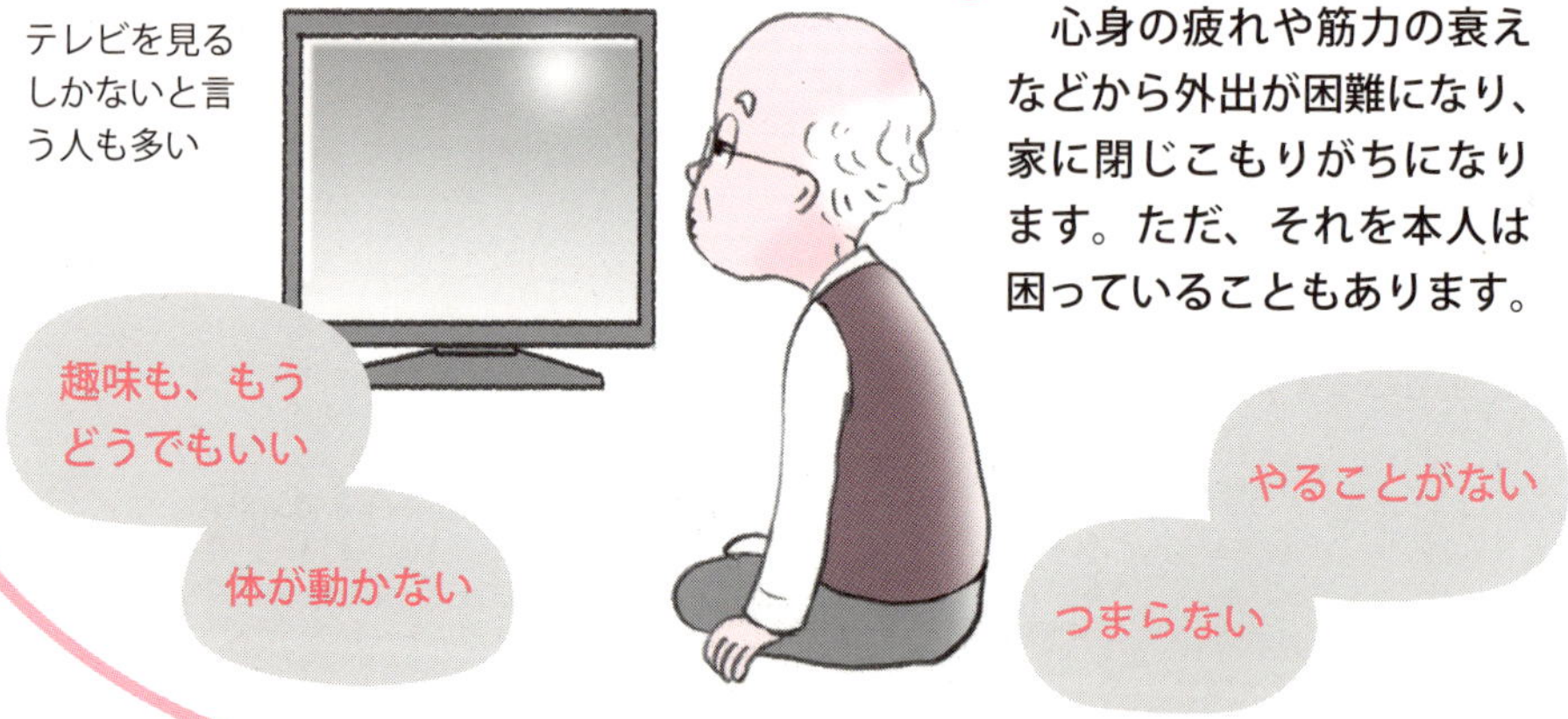
趣味も、もうどうでもいい
体が動かない
やることがない
つまらない

閉じこもりがちに

心身の疲れや筋力の衰えなどから外出が困難になり、家に閉じこもりがちになります。ただ、それを本人は困っていることもあります。

生活に張りがない

外に対する興味がなくなり、趣味もやめてしまう人もいます。一方で、生活に張り合いがないと、落ち込んでいる人もいます。自分の状態がわかっているのです。

一日中ぼーっとしている

心身ともに疲れやすく、頭を使うことも、体を動かすことも億劫になります。本人は「することがないから、しかたがない」と思っていることもあります。

こんなケースも

これからなにかしたいか聞いたら、「普通に働きたい」と言っていた。今までずっとしてきた仕事をしたいのだろう

「認知症になっても幼児になったわけではない。普通の大人の言葉で、ゆっくり話しかけてくれればわかる」

「本人ができないことではなく、できることを見つけて、自信をもてるように支援してほしい。でも日によって違うので、できない日には無理をさせないでほしい」

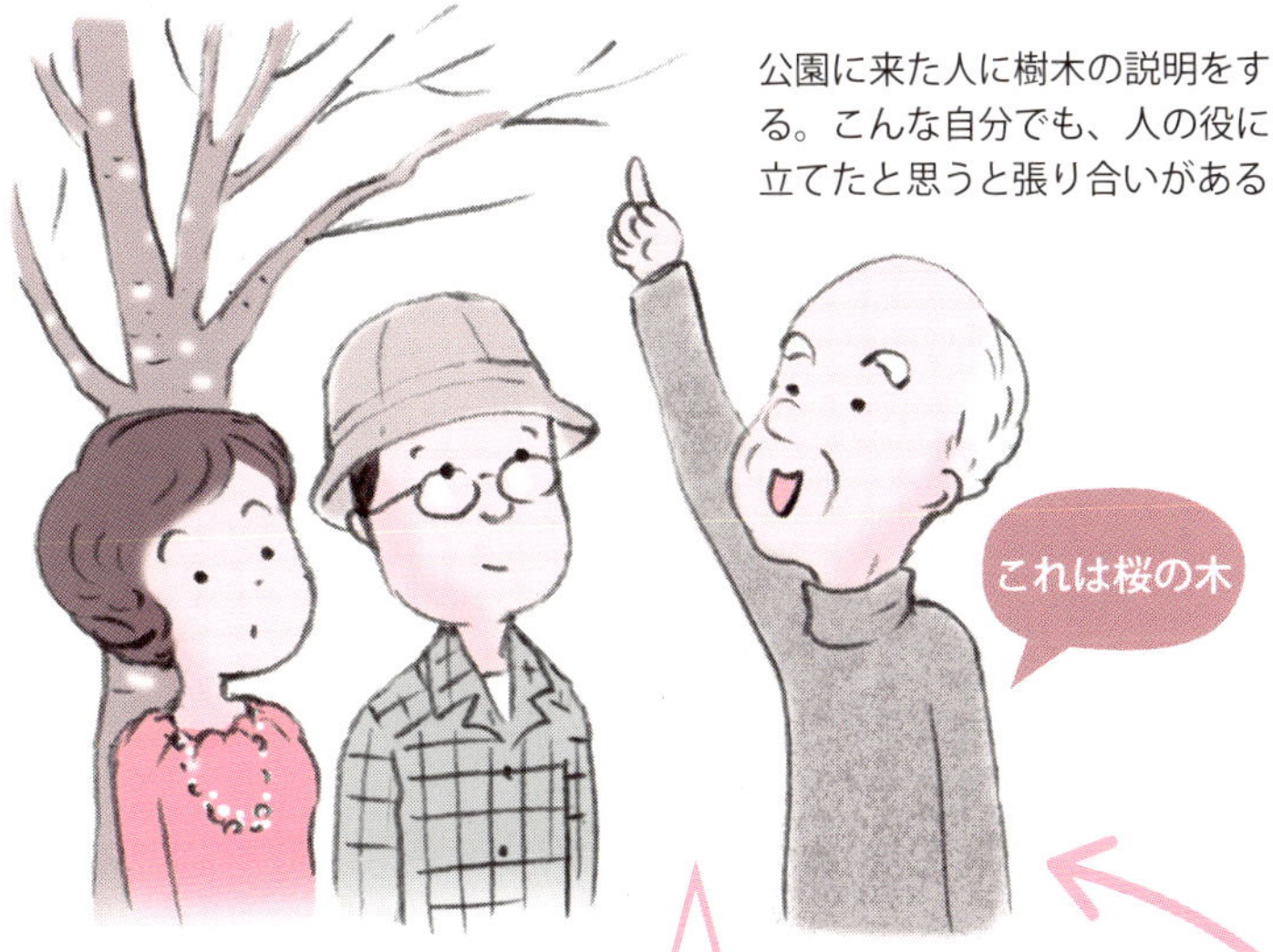

公園に来た人に樹木の説明をする。こんな自分でも、人の役に立てたと思うと張り合いがある

人の役に立つとうれしい

認知症になっても、普通の人と同様に尊重されたいと思っています。元気であれば働きたい、ボランティア活動にも参加したいと思う人も少なくありません。そのため、本人が現役時代に得意だった趣味や家事、仕事のことで相談されるなど、人から頼りにされるだけで、いきいきとしてきます。

解＋説

日によって症状は違う

認知症になると確かにできないことが増え、周囲にも迷惑をかけることが多くなります。しかし、症状はわるくなる一方というわけではありません。「まだら症状」といって、調子のよい日もあれば悪い日もあり、症状の度合いもかなり異なっているのです。昨日できなかったからといって、今日もできないとは限りません。調子のよい日には、積極的に行動してもらうほうがよいのです。

心身の機能を使わないと、より使えない状態になっていきます。生活がより困難になることで余計に認知症の症状が進み、ゆくゆくは寝たきりになってしまいます。

できれば、本人のようすを観察しながら、「今日、○○してもらえませんか?」と声がけをして、できることをしてもらいましょう。頼りにされて、役割を与えられることは、「自分にもできることがある」「人の役に立てる」という、自信と生きがいにもつながります。

人に迷惑をかける自分が情けない

介護を受け、人に食事や排泄の世話までしてもらわなければならない自分の姿を、認知症の人は当たり前のことと受け止めているわけではありません。

イメージ

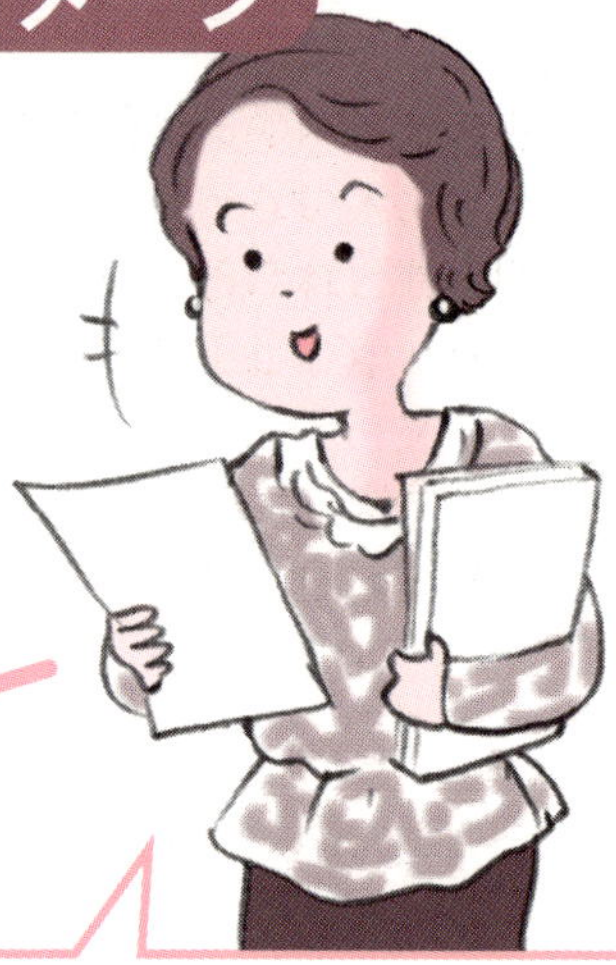

元気に働き、輝いていたころの自分を、現在も自己イメージとしてもっている

イメージと現実の差

認知症の人にとって、理想の自分と現実とのギャップは、言いようのない自分への怒りや悲しみの原因となっています。

思い出しては涙する

老後も元気に働いている自分を思い描いていた本人にとって、過去の自分を思い出すのはつらいものです。「情けない」「自分はこんなにバカになってしまった」と涙がこぼれます。

昔の記憶こそ残る

認知症には新しいことから忘れていく特徴があり（P72参照）、昔の記憶ほど鮮明に思い出すことができます。いちばん生きがいを感じていた時代に戻ってしまうことが多く、男性の場合はもっともバリバリ働いていた現役時代、女性の場合は恋愛や子育てで、自分がもっとも輝いていた時代が多いようです。

解＋説

家族は混乱し、怒り、拒絶する

認知症が進むと、「まだら症状」の影響などにより、介護する家族も、それが病気の症状なのか本人のわがままなのかがわからず、混乱します。そのため、ますます介護が難しくなってきます。

なにを言っても話が通じず、同じ失敗を何度もくり返す。認知症の症状だとわかっていても、混乱する日々が続くと、介護する家族も先の見えない介護生活に疲労困憊し、本人への怒りが頂点に達していきます。そして「とても面倒は見きれない」「もう、いなくなってくれたらどんなに楽だろう」と拒絶を始めるのです。

認知症の本人もつらいのですが、介護者も、認知症と闘うつらい日々なのです。

できないとわかっているからつらい

人には自尊心や羞恥心があります。いくら自分ではできないこととはいえ、人前で裸にされたり、排泄物の世話まで任せたりすることは、赤ん坊ではない「いい大人」にとって、これほど恥ずかしく情けないことはありません。

認知症の人は、「なにもできない自分」を自覚しています。「また失敗してしまって、家族に申し訳ない」「こんな情けない自分の姿は見せたくない」。日々、そんな思いを抱えながら、耐え難い自尊心と羞恥心の痛みに必死で耐えて、介護を受けているのです。

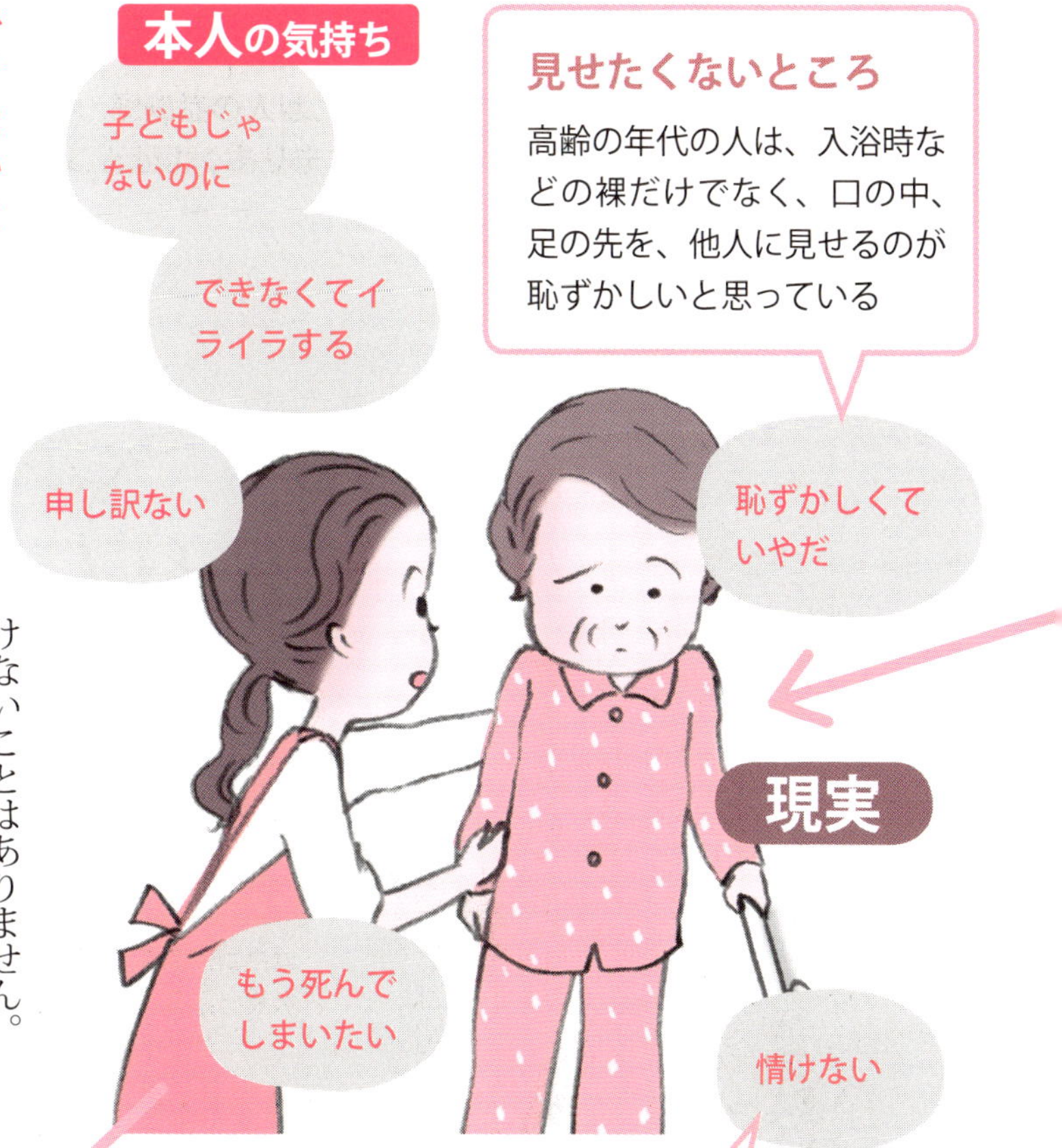
本人の気持ち
子どもじゃないのに
できなくてイライラする
申し訳ない
恥ずかしくていやだ
現実
もう死んでしまいたい
情けない

見せたくないところ

高齢の年代の人は、入浴時などの裸だけでなく、口の中、足の先を、他人に見せるのが恥ずかしいと思っている

排泄の失敗もわかっている

排泄の失敗は認知症で非常に多いケースです。「汚いから触らないで」と言えることもあれば、始末をする家族の後ろで目に涙をためていたなど、本人も恥ずかしさと申し訳なさでいっぱいなのです。

「自殺」も考える

焦りと抑うつ、孤独感から自殺願望を抱くことがあります。先の見えない認知症との闘いに疲れ、苦しさから解放されたい思いも混じっています。「死にたい」と言われると、つい「なに言ってるの」と受け流しがちですが、本人の「死にたいほど孤独だ」というSOSだと受け止めることは大切です。また、自殺企図を止める薬物療法もあります。

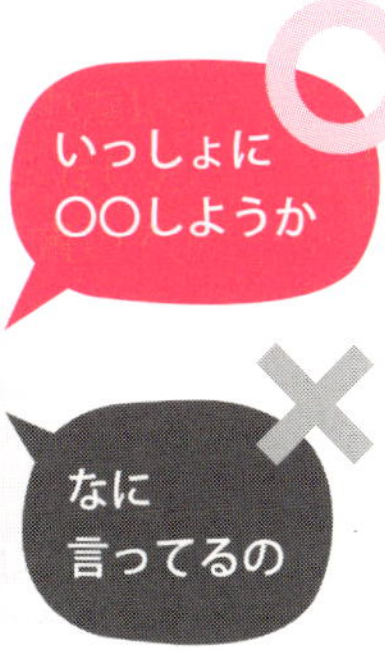
いっしょに〇〇しようか
なに言ってるの

気をそらせたり、孤独感を払拭するような声がけを

デイサービスは気晴らしになる

介護サービスの拠点のひとつとして地域に増えつづけているデイサービス。毎日自宅に閉じこもりがちな認知症の人にとっては、気晴らしになり、家族もいい息抜きの時間が持てます。

本人は積極的に行きたいわけではないが

高齢者を日中だけ預かり、食事や入浴、レクリエーションなどをしながら面倒を見てくれる高齢者福祉にデイサービスがあります。

認知症の人は、見知らぬ場所に連れ出されることを望まない場合もありますが、スタッフや他の認知症を持つ仲間たちとなじむことができれば、楽しみな場所になることも多いようです。最初は乗り気でなくても、ぜひ積極的な活用を考えてみましょう。

家族にとっては

自宅で認知症の人の面倒を見る家族は24時間365日、休みなく働いていると言っても過言ではありません。週に数日、日中の時間だけでも介護を代わってもらえる施設があることは、大きな息抜きの時間になります。

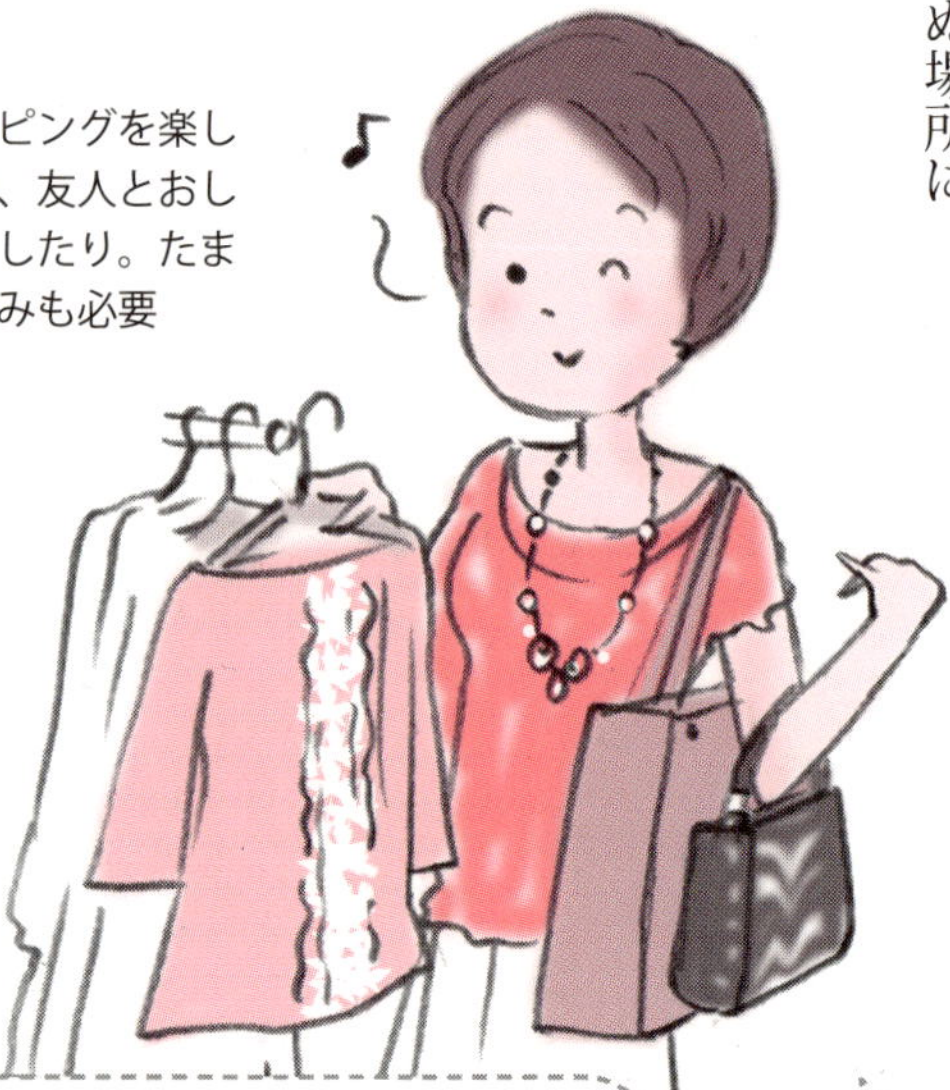

ショッピングを楽しんだり、友人とおしゃべりしたり。たまには休みも必要

息抜きは必要

長い期間、じょうずに介護していくためには、介護者が「割りきって休む」ことは、とても大切です。たとえ１日数時間でも、趣味などでリフレッシュできれば、デイサービスからの帰りを笑顔で迎え、また優しい気持ちで介護を再開することができるのです。

解説

周囲の人も理解を

「自分の気晴らしのために、年寄りを施設に預けるなんて」と、昔の感覚で受け入れられない人も多いようです。しかし、核家族化が進み、家庭での介護は、どうしても配偶者など、ひとりの手に介護の負担が集中しがちです。介護者が共倒れにならないためにも、周囲の理解は大切です。

歌を歌うことが好きな人もいれば、誰かといっしょにいるだけでいいという人もいる

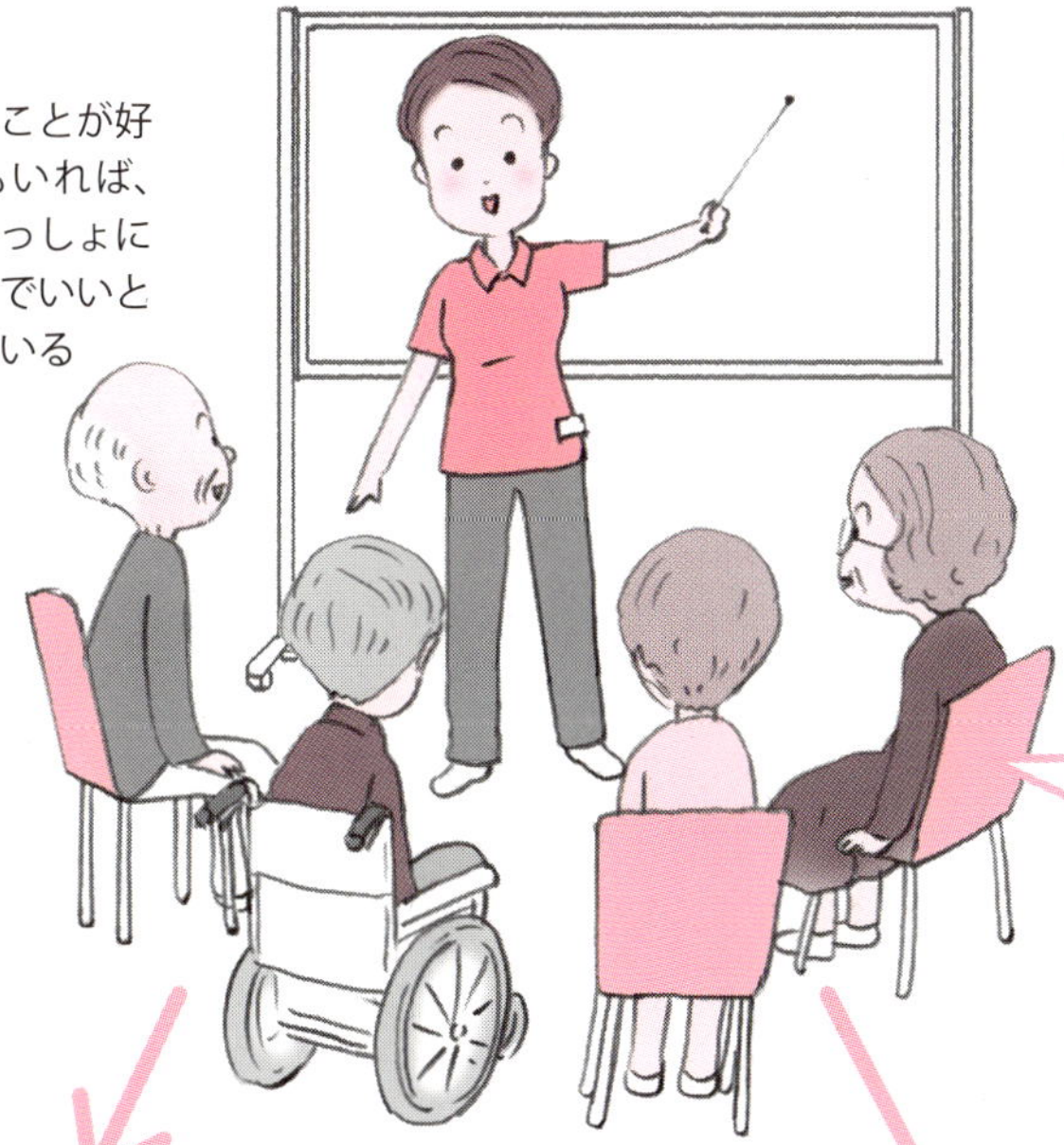

本人にとっては

新しい友人ができておしゃべりをしたり、歌や絵画などの趣味を楽しめたという人がいる一方、しかたなく行っているという人もいます。

リフレッシュ効果も

デイサービスに行く日は、出掛ける準備、入浴など運動量が増えます。また、バランスのとれた昼食を食べ、仲間との会話やレクリエーションを楽しむなど、心身のリフレッシュ効果があります。

まあよかったかな

友だちができた

やることができた

にぎやかでよかった

家族が休めた

あまりよくなかった

ゲームのルールがわからない

他人のようすを見ているとつらくなる

うちのほうがいい

いやなものはいや

子どものようなことをさせられる

自由がない

不安な気持ちが混じっている

見知らぬところに来た不安や、このまま病院や老人ホームに入れられるのではないかといった心配や恐怖を感じていることがあります。また、ゲームでも、ルールがわからないと疎外感を覚えることになるでしょう。

本人に合ったプログラムなら

「幼稚園児みたいな歌を歌わされた」「ゲームなんかしたくない」など、プログラムが本人の性格に合っていないことも。家族は施設に対し、本人の生活習慣や好み、職業などの生活史をもとに、本人が得意な分野を活かせるプログラムを望んでいます。

うれしかったこと、悲しかったこと

認知症の人は、周囲の人の言葉や態度の意味がわからないまま傷ついていることが、多くあります。口に出してうまく言えないけれど、喜怒哀楽など伝えたいことが、日常的にあるのです。

悲しかったこと

怒らないで

家の中でも、トイレや自分の部屋がわからなくなってしまいました。迷って探しまわるたびに困ってしまいます。わざとしているわけではないし、家族もあまり怒らないでほしいと思います。

そんなつもりじゃなかったのに

デイサービスで皆さんと体操をしました。お茶のとき、「みんなよくやってるよね」と言ったら、「えらそうに言わないで」と、知らない人から怒られました。感心して言ったのに、そんなふうに受け取られるなんて、悲しいです。

目が怒っていた

もう自分では体も動かないし、なにもできません。排泄物の世話をしながら、「ほら、着替えますよ」という嫁の目が怒っていました。口には出さないけれど、いやいや面倒を見ているんだとわかり、自分が情けなくなりました。

スッと避けた

今まで親しかったと思っていた人が、道ばたで偶然会ったとき、スッと避けるように横道に行ってしまいました。私が認知症になったからって、挨拶くらいしてくれてもいいのに。情けないことだなあと思いました。

どろぼうと言われた

スーパーでお金を払い忘れて、警備員の人につかまりました。私はきちんとお金を払ったつもりです。主人まで呼ばれて、「奥さんがどろぼうしました」と言われて、とても悲しくつらかったです。

人前で裸にされた

家に知らない人（じつはヘルパーさん）が来て、トイレの失敗をしたからと言って、いきなり洋服を脱がされました。見ず知らずの人の前で強引に裸にされる理由がわかりませんし、恥ずかしさと腹立たしさで「やめて」と怒鳴ってしまいました。

うれしかったこと

「大丈夫よ」の言葉

なにか失敗をしても、「大丈夫、気にしないで」と言ってもらえると、申し訳ない気持ちが軽くなり、素直に「ごめんね」と言えます。

誘ってもらった

「いっしょに美術館へ行きませんか？」と誘ってくれて、前日に「明日ですよ」、出掛ける直前にも「準備できましたか？」と電話してもらえて助かりました。

好みを尋ねてくれた

「飲物はなににしますか？」と聞かれても答えられません。「コーヒーがいいですか、お茶にしますか？」と好みのものを選ばせてくれて、うれしかったです。

家族の会に行くと気持ちがスッとする

家族の会へ行って、自分の気持ちを話すとスッとします。私が行っても迷惑かと思っていましたが、頼ってもいい人たちなのだと思うと、力がわいてきます。

孫と会う

孫に会うのがいちばんの楽しみです。孫はかわいい。「じいじ、じいじ」と寄ってきてくれると、温かい気持ちになりますよ。またいつ会えるかな。楽しみです。

おいしいものを食べる

おいしいものを食べることが好きなので、毎日、妻の手料理がすごく楽しみです。「おいしいなあ」って思うとき、今日もいい一日だなあって感じます。

人として家族として尊重されるとうれしい

年長者が敬われるべき存在であることは、たとえ相手が認知症の人であっても変わりません。

認知症の人は、他人や家族から迷惑な存在だと思われることを恐れ、傷つきます。その逆に、自分が他人や家族から尊重され、人として対等に扱われることに大きな喜びを感じています。

解説

家族は割りきるかあきらめの境地に

認知症の人の病状が理解できるようになると、家族も対応がじょうずになり、同じ症状であっても介護の負担が軽くなってきます。

本人にあれこれ期待して対立することをあきらめ、理屈に合わないことでも相手の世界に合わせようと割りきれるようになってきます。介護する家族も本人も、穏やかに過ごせるようになるでしょう。

なにごともよいほうに考えるようにしている

プラス思考ほど、認知症の人や介護者にとって助けになるものはありません。過ぎたことをくよくよするより、毎日を楽しく過ごす工夫こそ、認知症と付き合う極意なのです。

不安や恐怖をつきぬけてこそ

認知症になり絶望の毎日を送っていた人も、現実の自分を受け入れ、家族や周囲の人の手を素直に借りることができるようになっていきます。精神状態も変化し、穏やかになる人が多いのです。

不安
恐怖
心配
悲しみ

本人の思考

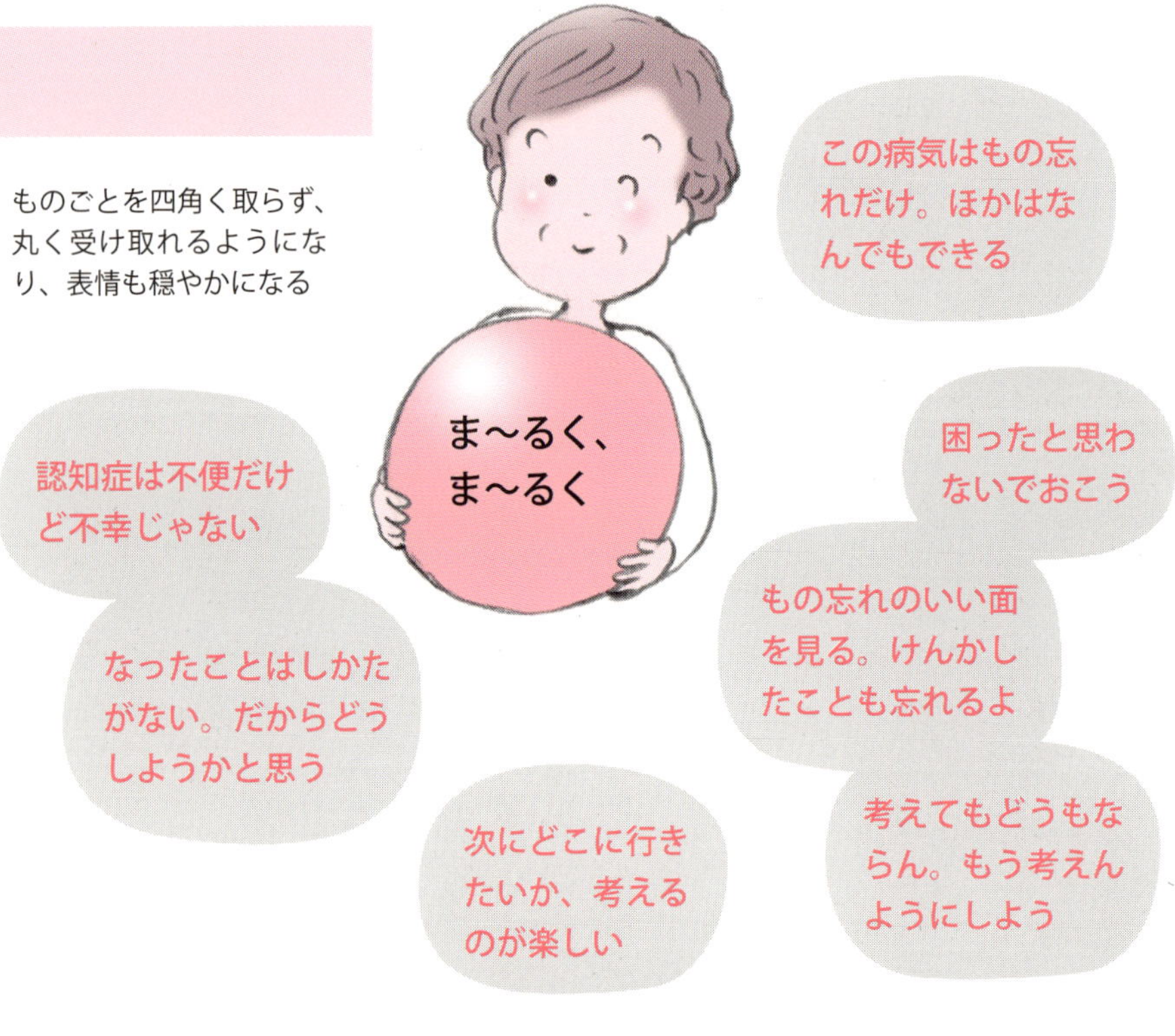
この病気はもの忘れだけ。ほかはなんでもできる
ま～るく、ま～るく
困ったと思わないでおこう
認知症は不便だけど不幸じゃない
もの忘れのいい面を見る。けんかしたことも忘れるよ
なったことはしかたがない。だからどうしようかと思う
考えてもどうもならん。もう考えんようにしよう
次にどこに行きたいか、考えるのが楽しい

ものごとを四角く取らず、丸く受け取れるようになり、表情も穏やかになる

笑えば不安も軽くなる

最初は不安や心配ばかりだったけれど、本人が割りきれるようになってきます。「まず笑顔」、と言う認知症の人は多くいます。

家族もいつも笑顔で優しく接していれば、本人もニコニコと機嫌よく過ごしていられます。

判断力や集中力、運動機能が低下しても、うれしい、楽しい、おいしい、気持ちがいいといった感情の機能は低下しないからです。

HOW TO プラス思考

本人が「心地よい」と思える環境があれば、プラスの感情を持ちつづけられます。外出や運動ができなくても、周囲が笑顔を向けるだけでもいいのです。

本人の決心

- できるだけ活動的に過ごすようにしている
- まず笑う、笑えば不安もなくなる
- 歩くようにしている
- ○○さん*のところへ行く
- もっと自由を満喫したい
- できることはなんでもする
- 刺し身と酒があればいい
- 好きなものに囲まれていたい

＊デイサービスの職員

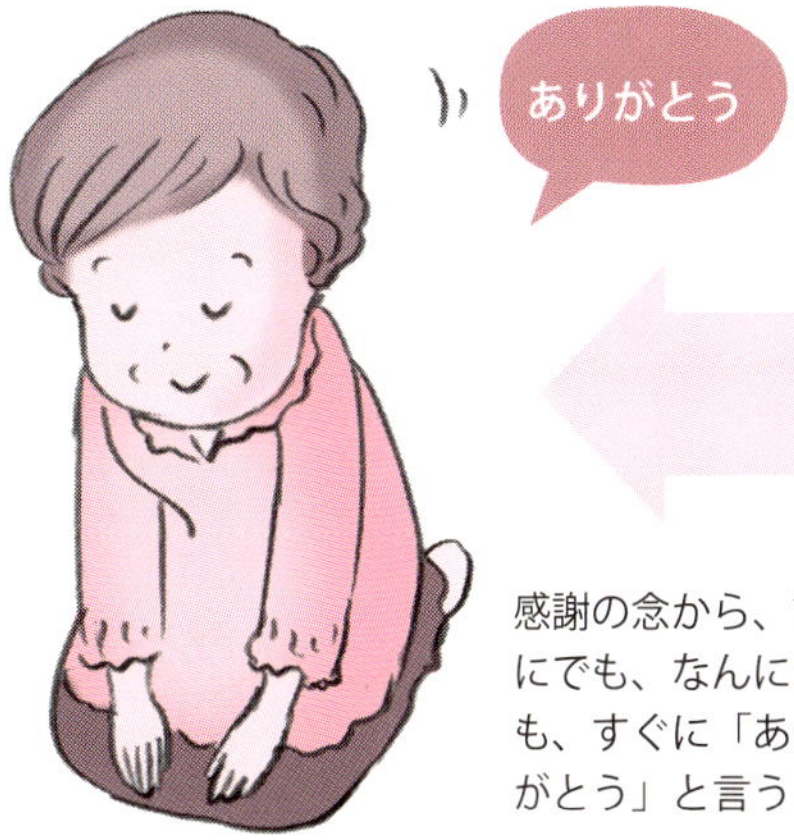

ありがとう

感謝の念から、誰にでも、なんにでも、すぐに「ありがとう」と言う

家族や周囲の人もプラス思考をしよう

認知症の人の気持ちは、鏡に映した介護者の気持ちなのだと言われることがあります。介護する人にとっても、心身の健康がいかに大切かということです。

介護の負担や将来の不安ばかりではなく、認知症の人が今できるプラスなことに目を向け、明るく前向きな気持ちを持つように心がけてみましょう。

本人の前で、いつも笑顔を絶やさず優しく穏やかな気持ちでいられたら、介護の状況にも良い循環が生まれてきます。

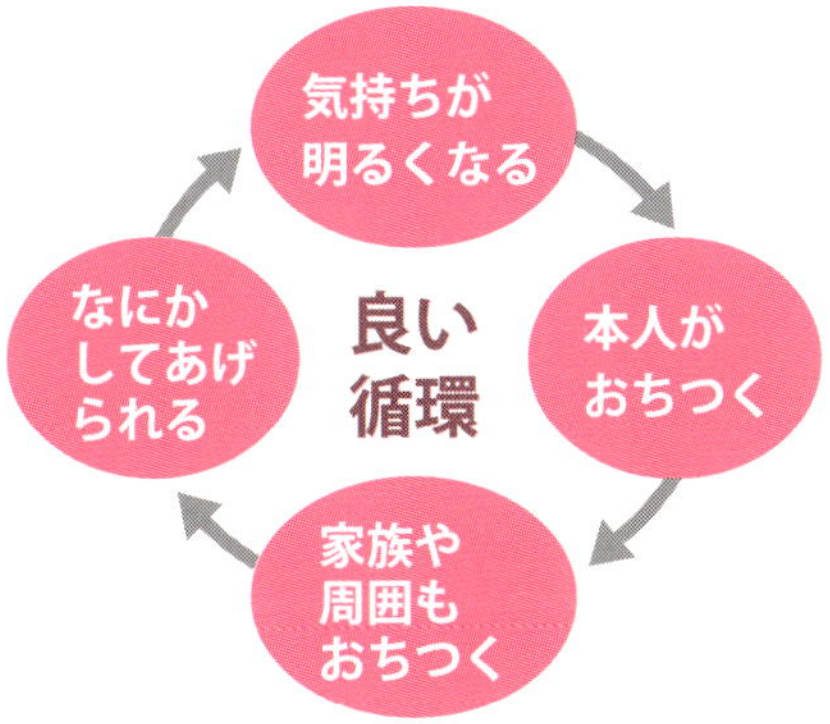

良い循環
気持ちが明るくなる
本人がおちつく
家族や周囲もおちつく
なにかしてあげられる

楽しみ①

人に会い、おしゃべりをするのが楽しい

大切なのは、心のつながりを実感できるコミュニケーションです。家族や好きな人との会話、親しい人たちとの温かい輪のなかにいる、そんな楽しみの場を提供してあげましょう。

会話はなによりの楽しみ

認知症の人も、人に会って、おしゃべりをすることは大好きです。話すことで気分がスッキリするのはもちろんですが、他人の話を聞いているだけでも本人は満足しています。

人とつながっている、自分の居場所がある——こうした実感も心身の健康維持に役立ちます。

会話ボランティア

認知症の人の世界に付き合い、話をじっくり聴いてくれる「会話ボランティア」というサービスがあります。古いアルバムを持ち出して昔話に興じたり、話し相手がいるというだけで心が安らぎ、生活に張りが出ます。

人に囲まれるとうれしい

本人にとっては、会話が生まれる小さなコミュニティはとても居心地のよい場所です。とくに、気心の知れた人たちに囲まれるのは大きな楽しみです。

本人の気持ち

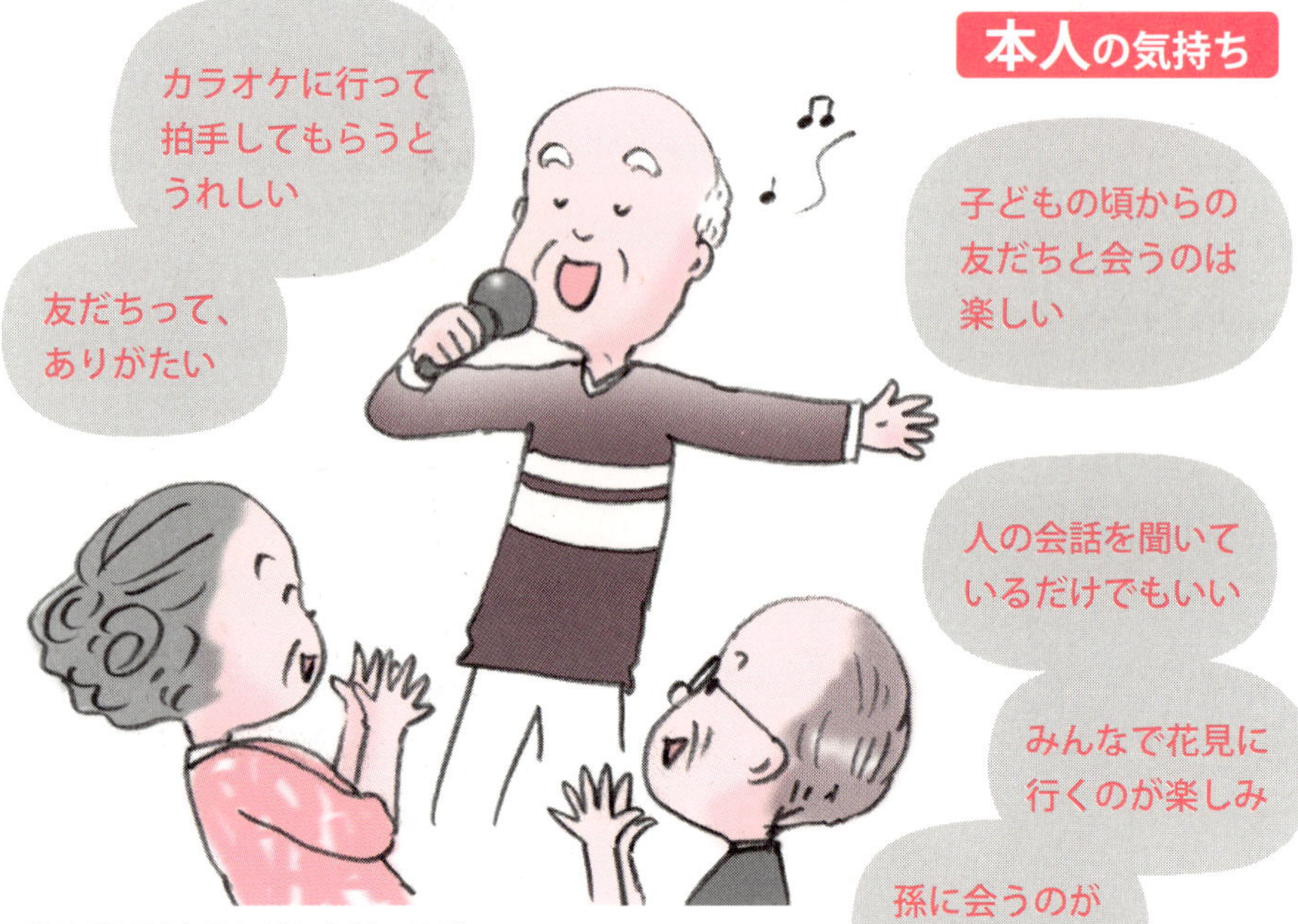
カラオケに行って拍手してもらうとうれしい
友だちって、ありがたい
子どもの頃からの友だちと会うのは楽しい
人の会話を聞いているだけでもいい
みんなで花見に行くのが楽しみ
孫に会うのが待ち遠しい

趣味が共通する友だちと過ごせば、表情もいきいきしてくる

コミュニケーションをとる

認知症の人は、人との対等な会話も求めています。実際、認知症をよく知らないと、話しかけても返事がないように感じるかもしれませんが、それはコミュニケーションしだい。じょうずに話しかければ変わってきます。

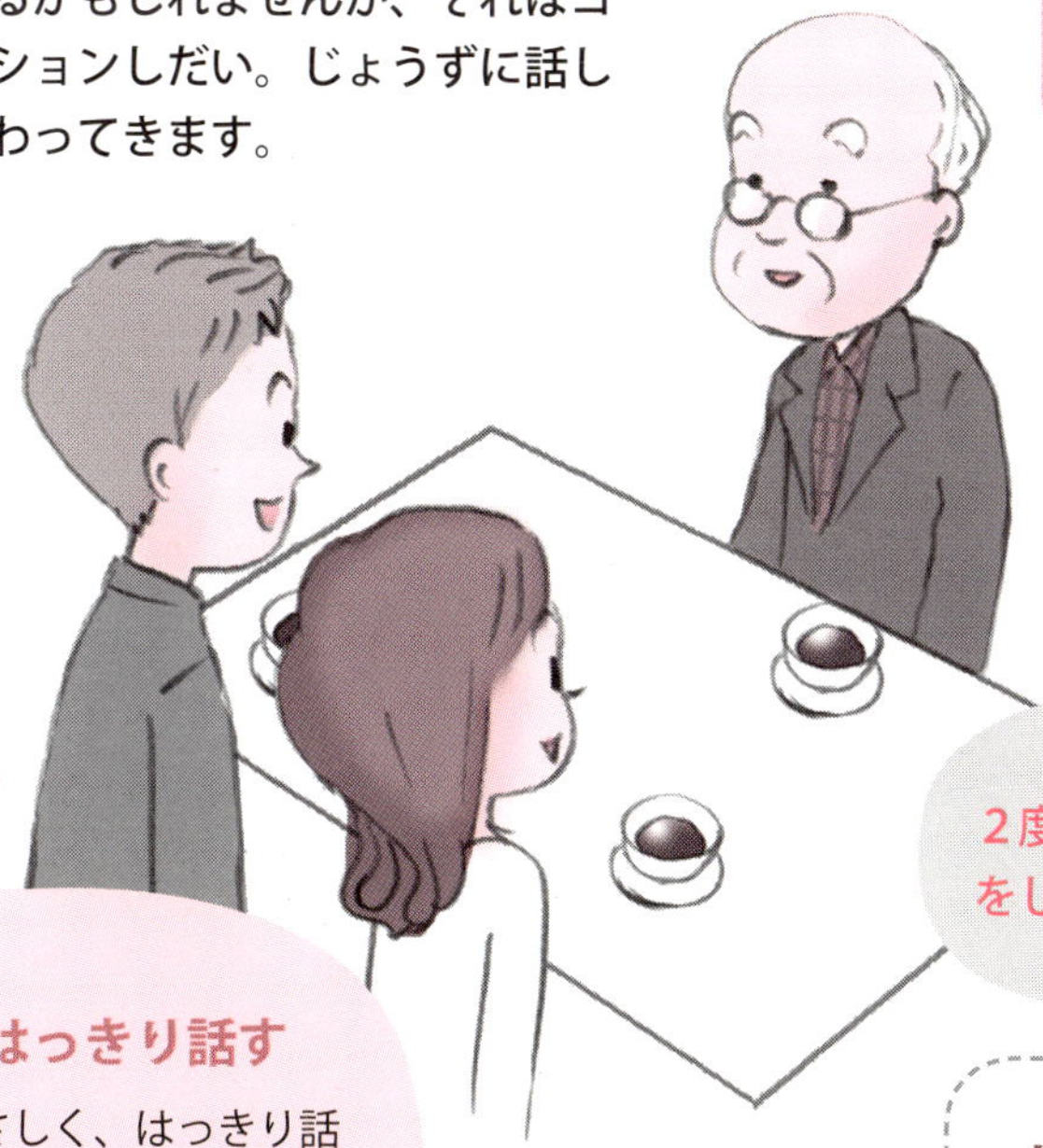

認知症ではない人と話すのは刺激になると言う

コツ1

ゆっくり、はっきり話す

ゆっくり、やさしく、はっきり話すことが大切。理解できても、返事を考えるスピードはゆっくりなため、しばらく待っていると、返事をしてくれることもある

コツ2

返事しやすいように

漠然とした問いではなく、イエス・ノーで答えられるような尋ね方をすると、返事をしやすい

コツ3

普通に話しかけることも

小さな子に話しかけるような言葉遣いは、かえって失礼で怒らせることも。本人の反応に合わせて、普通の言葉で会話をするほうがよいこともある

耳が遠くなっていることも

話が通じにくいのは、耳が遠くなっていることも一因

本人の気持ち

私の話を忍耐をもって聞いてほしい

いろんな人ともっと話したい

２度も３度も同じ話をして申し訳ない

解✚説

人の名前を間違えても

親身に面倒を見ている本人の口から「どちらさまでしょう？」と尋ねられたら、家族はさぞショックでしょう。症状の進行とともに昔の記憶も失われ、自分も家族もわからなくなることがあります（人物誤認）。名前を間違えられて、「違います。私は○○ですよ」と訂正をしても、残念ながら正しい認識はできません。むしろ本人の今いる世界を認め、話を合わせるほうが、介護者も楽になります。

楽しみ❷

ささやかながら楽しめる趣味がある

趣味を楽しむことは心を豊かにし、穏やかな気持ちにしてくれます。認知症の人にも、ささやかでも楽しめる趣味があれば、できるかぎりその環境を整えてあげましょう。

外でも

元気に歩けるうちは、外歩きを楽しむのは良い刺激になります。実際に現代の高齢者の趣味は非常にアクティブです。本人の好きなことを尊重して、外出を楽しむ機会を設けたいものです。

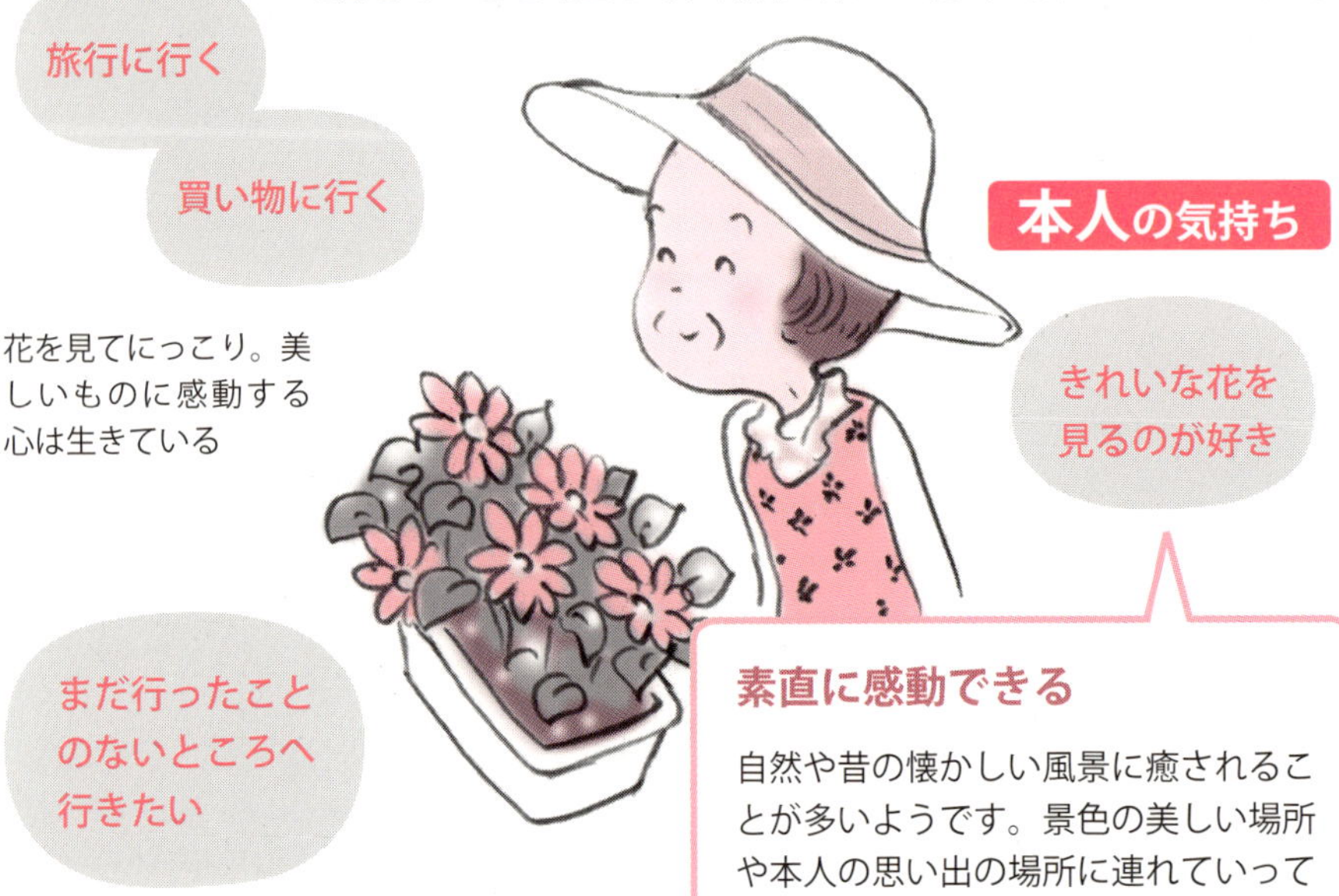
旅行に行く
買い物に行く
まだ行ったことのないところへ行きたい
本人の気持ち
きれいな花を見るのが好き

花を見てにっこり。美しいものに感動する心は生きている

素直に感動できる

自然や昔の懐かしい風景に癒されることが多いようです。景色の美しい場所や本人の思い出の場所に連れていってあげると、きっと大喜びでしょう。

高齢者の趣味・娯楽

65 歳以上。一般の人のアンケートから

	1位	2位	3位	4位	5位	6位	7位	8位	9位	10位
男性	園芸・庭いじり・ガーデニング	DVDなどによる映画鑑賞	趣味としての読書	日曜大工	カラオケ	写真の撮影・プリント	CDなどによる音楽鑑賞	映画館での映画鑑賞	遊園地・動植物園・水族館などの見物	美術鑑賞
女性	園芸・庭いじり・ガーデニング	趣味としての読書	DVDなどによる映画鑑賞	編み物・手芸	美術鑑賞	映画館での映画鑑賞	遊園地・動植物園・水族館などの見物	演芸・演劇・舞踊鑑賞	趣味としての菓子づくり	CDなどによる音楽鑑賞

厚生労働省「平成 28 年社会生活基本調査」

内でも

外出が難しい場合は、ＤＶＤやＣＤを鑑賞するなど、家のなかで楽しめる趣味に置き換えてみましょう。昔からお気に入りの本や映画なら、何度見ても楽しいと言う人もいます。

慣れたことならできる

慣れた動作は体が覚えていて、間違いなくできることも多いようです。たとえば、コンポを操作して音楽を聴くといった一見難しそうなことも、昔からの習慣であれば難なくこなせます。

本人の趣味

- ＣＤを聴く
- 本を読む
- テレビで時代劇を見る
- 楽器の演奏をする

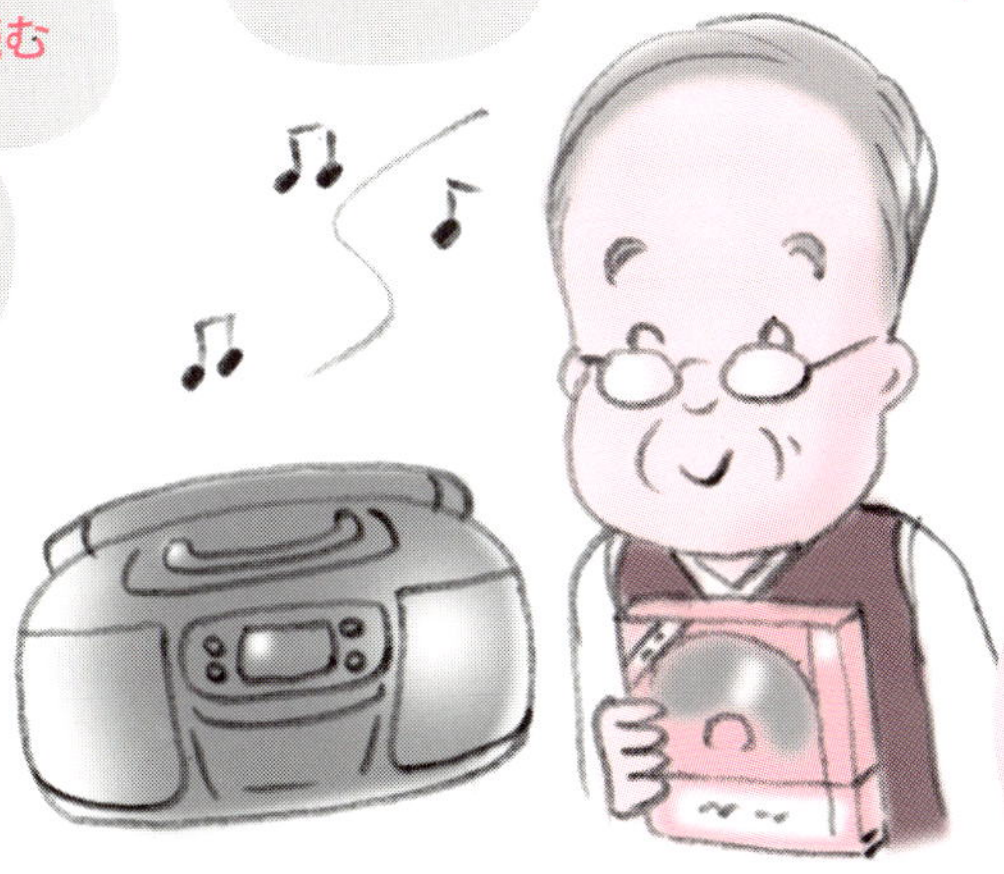

コンポの操作も自分でして、音楽を楽しめる

こんなケースも

勝負ごとが大好きだったのに、ルールがわからなくなったためか、すっかりやらなくなった

足がじょうぶで、山歩きを今も続けている。認知症だけれど、まだ重症ではないので行けるのだろう

先のことより、今を楽しもう

この先は寝たきりになって……と、くよくよするより、今のうちに人生を楽しもうと考える人は多くいます。そのほうが、残された時間をずっと価値のある有意義なものにできるでしょう。

使えなくなった機能は戻りません。今使える機能を存分に活かして趣味を楽しむことは、症状の進行を抑えることにもつながります。

解説

音楽はおすすめ

認知症の人は、なつかしい歌やメロディを聴くことで、いきいきとしていた頃の自分を思い出して活力を取り戻したり、歌詞やメロディを間違えずに歌えることが自信や自尊心の回復につながったりします。

音楽には心身に働きかける効果があるため、多くの高齢者施設で音楽療法が取り入れられています。

平凡に生きてこられてよかった

認知症の人は、なにより平穏に人生を送ることを望んでいます。自分の人生を振り返り、最後まで平凡に生きられることを願う気持ちは、ごく健康な人となんら変わりはありません。

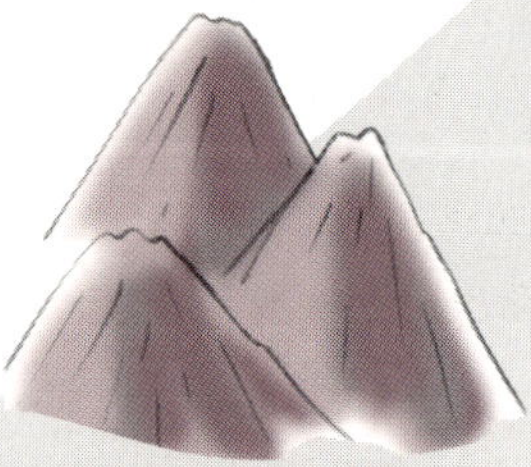

山あり谷あり

つらいことも乗り越えてきた。でも今は穏やかな日々になっていると思う

雨の日も、嵐も

これまでの人生は晴天ばかりの日ではなかった。それも今となっては思い出。でも認知症の人には、その記憶だけが残っていたりする

これまでも

厳しい人生の試練にも立ち向かい、一所懸命に働いてきた本人にとって、過去は平凡でも幸せな人生だったと総括できるようになります。

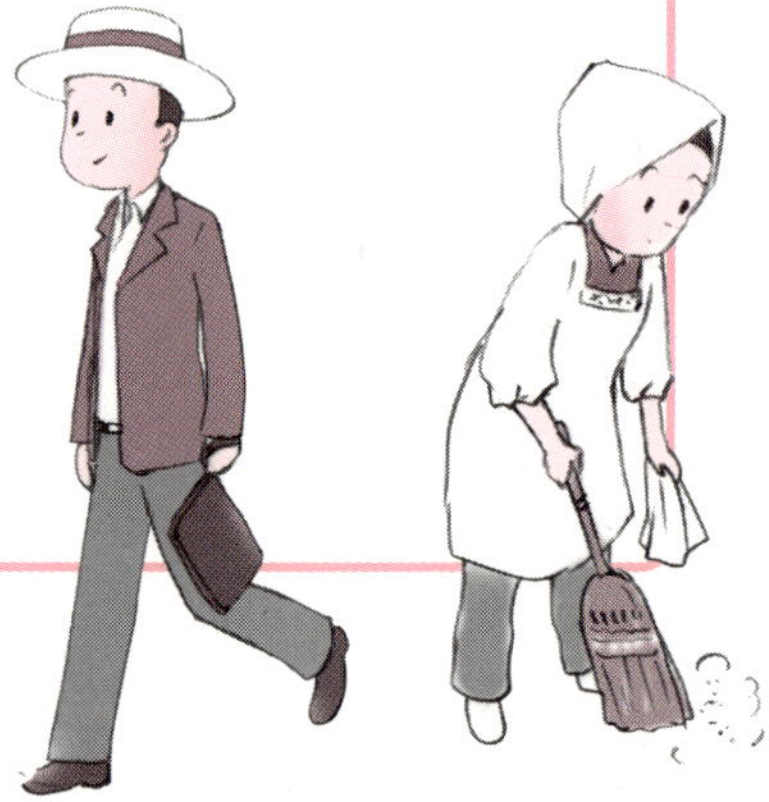

家族のため、会社のため、働いてきた記憶が残っていることが多い

解説

家族も「受容」の段階に至る

家族の認知症に対する理解がさらに深まると、本人の気持ちを自分自身に投影して理解できるようになっていきます。

この受容の段階になると、本心から家族の一員として受け入れる心の余裕が出てきます。本人の残された能力や、やさしい表情など「良いところ」に目が向くようになります。これは、介護する側の人間的な成長とも、家族と認知症の人との質的な関係の変化とも言えるでしょう。

認知症の人を「二度童子《わらし》」と呼びます。手のかかる子どもに戻るという意味ではありません。無邪気な笑顔や思いがけない行動が、子どものように微笑ましいものだということでしょう。

人生に感謝

怒らず、騒がず、仏様のような笑顔ですっかり穏やかな人格になってきます。毎日の平穏無事な日常に感謝し、日日生きていられることに感謝する、無欲で人生を達観した言葉や態度が見られるようになります。

本人の言葉

ご飯を食べて、一日が終わってよかった。ほかの人と同じです

これからは、人に迷惑をかけず、喜んでもらえるよう、生きていくだけです

平凡に。あまり大きな事故さえなければ、それがいちばん

健康な人と変わらない思い

認知症であっても、今日も平穏な一日が送れてよかった、おいしいご飯が食べられて幸せだった、家族が笑顔でいてくれてよかったと、その気持ちは健康な人となにも変わるところはありません。自分ではなにもできない状態は、ただ生きているだけのように見えるかもしれませんが、感情は正常に機能しているのです。

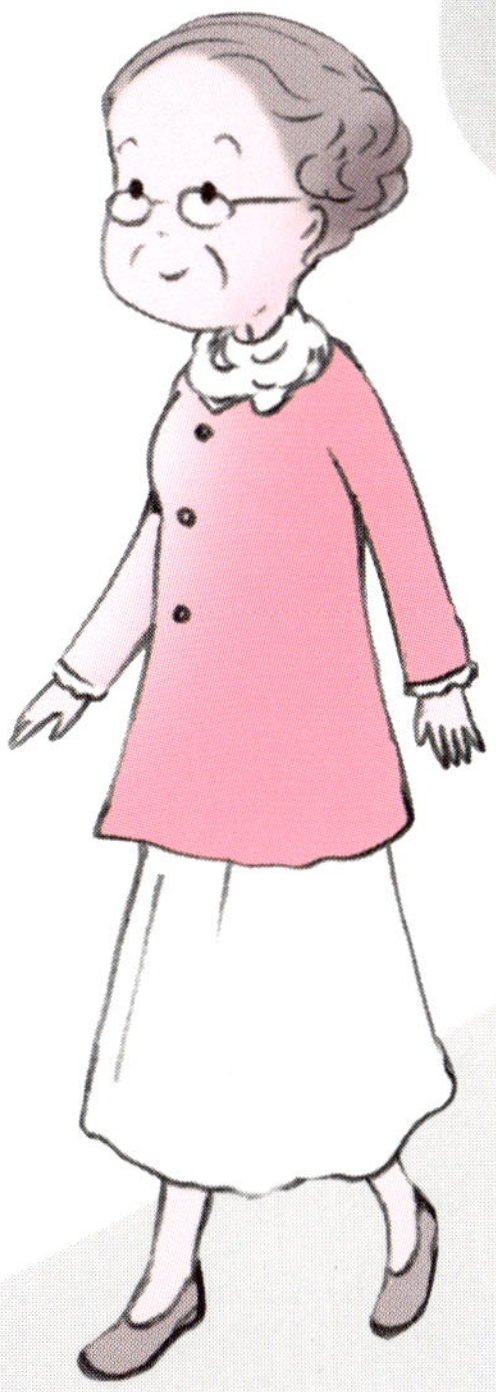

心が穏やかになり、これまでと同じように、人生を歩いていこうと思う

平穏に暮らしていきたい

生きていくことが、今の私の仕事です

これからも

このまま一生、家族と穏やかに暮らしたい。最期は最高の人生だったと安らかに迎えたい。その思いはみんな同じです。

日常への満足度

健康状態があまりよくない65歳以上の人への調査

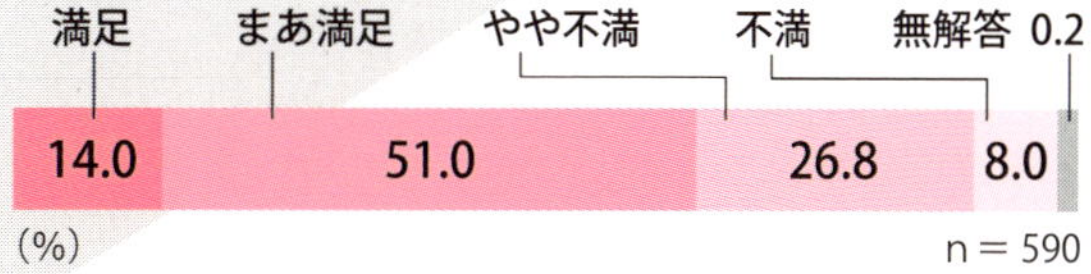

満足
まあ満足
やや不満
不満
無解答 0.2
14.0
51.0
26.8
8.0
(%)
n＝590

健康状態がすぐれなくても、「満足」と「まあ満足」を足せば、65%の人が日常生活を肯定的にとらえている

厚生労働省「平成21年度高齢者の日常生活に関する意識調査」

家族

言葉につくせないほど感謝している

ずっとそばにいて面倒を見てくれる家族には、愛しさと感謝の思いでいっぱいです。なかなか言葉にできないのですが、心の通い合う瞬間は介護する家族も感動したと言います。

感謝の言葉

毎日の介護が満ち足りていると、自分を幸せにしてくれる人に、心から感謝の言葉を掛けてくるようになります。

本人の言葉

ありがとう。神様みたいだ

あなたの顔を見るとほっとするよ

いつもすまないね

いつも来てくれて、うれしいよ

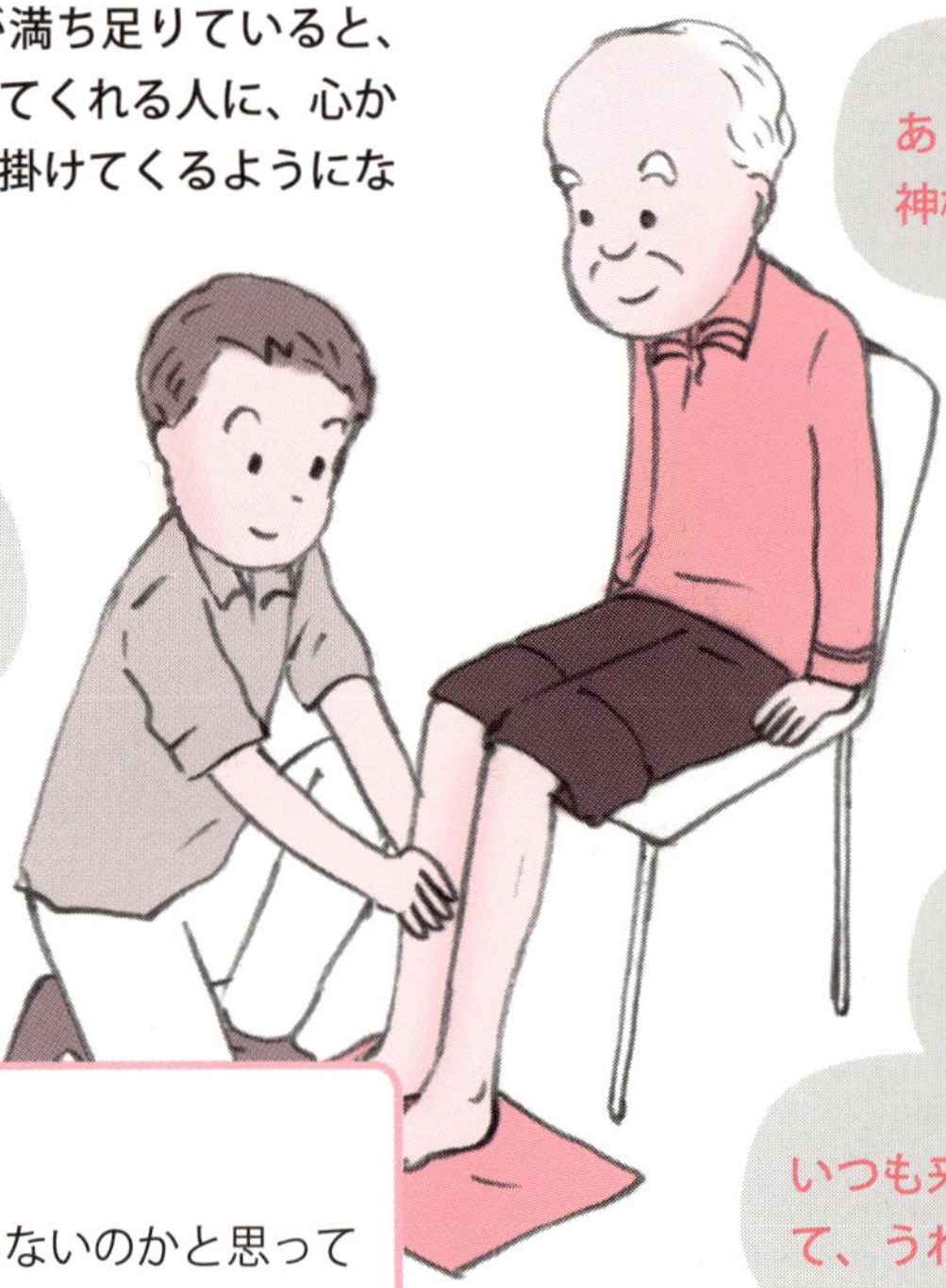

痛む足をさすっているとき、ふと声をかけられた。家族も介護の甲斐があったと思う

介護の力に

もうなにもわからないのかと思っていた認知症の人が、突然しっかりとした言葉で介護者に向かって「ありがとう」と言うことがあります。その言葉が、介護を続ける力になったと言う介護者は少なくありません。

こんなケースも

夫の枕元で話をしていたら「愛しています。ぼくと結婚してください」と言われた。40年来、はじめてのきちんとしたプロポーズだった

いつもおまんじゅうを２つ買ってきてくれた。お金のことがわからなくなっても、妻である私のことは覚えていてくれた

亡くなる前に、しみじみと「ありがとう」と言った。自分の死期をさとっていたかのようだ

うまく伝えられない

コミュニケーションが難しい場合でも、本人が心のなかにもっている感謝の気持ちは、まなざしや表情で感じられることがあります。

家族でなくても

介護ヘルパーなど、自分の身の回りの世話をして、いつも優しく心地よくしてくれる人にも、「ありがとう」の気持ちを持っています。家族以外にも親切にしてくれる人がいるというのも、本人には幸せなことなのです。

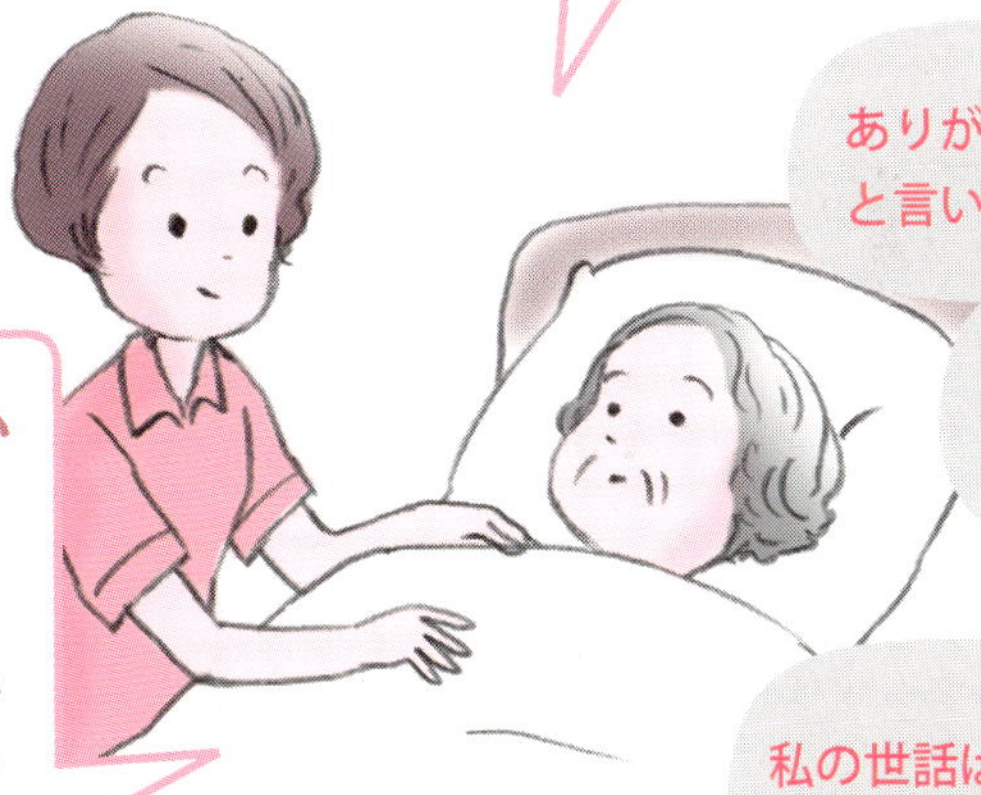

家族でもないのに、よくしてくれる
この人がいて、よかった
こんなにしてもらって幸せだ
親切にしてくれる人だなあ
ありがとう、と言いたい
なんと言えばいいんだろう
私の世話ばかりしてくれるんだな

介護をする人を、じっと見つめるだけのことも

家族への思いやりは変わらない

家族を愛し、大切にする思いは以前と変わりません。家族には「幸せになってほしい」と願い、体調が悪ければ心配し、不自由な体で「新しい服でも買ったら」「少し休んだほうがいいよ」などと家族を気遣うこともあります。

感謝の気持ちを口に出せないだけ

認知症の人は、だんだんと言葉も出てこなくなります。感謝の気持ちを伝えたくても、考えているだけで時間が過ぎ、忘れてしまうこともあるのでしょう。

目が合って優しく微笑んでいたら、「いつも本当にありがとう」と伝えているのかもしれません。口ではなく、目で気持ちを伝えてくれることもあるのです。

信頼してこそ

亡くなった家族を待ちつづける人がいます。ショックを受けるだろうと、その場しのぎでごまかすのはよくありません。待っても来ないので、ごまかした相手に不信感をもつようになります。生きている人間同士の信頼関係のほうが大切。亡くなったことを忘れそうなら、遺影を飾るなど、くり返しショックを受けないようにします。

解➕説

認知症の人は衰弱のスピードが速い

衰弱の進行に関する法則

認知症の高齢者は、老化が非常に速く、認知症ではない正常な高齢者の２～３倍になるのではないかと言われています。つまり、２年で４～６歳、５年では 10～15 歳も年をとった状態になるということです。

それを裏付けるのが、高齢者を２つのグループにわけて、それぞれのグループの１年間の累積死亡率を５年間にわたって追跡調査した結果です。

診断別の死亡率

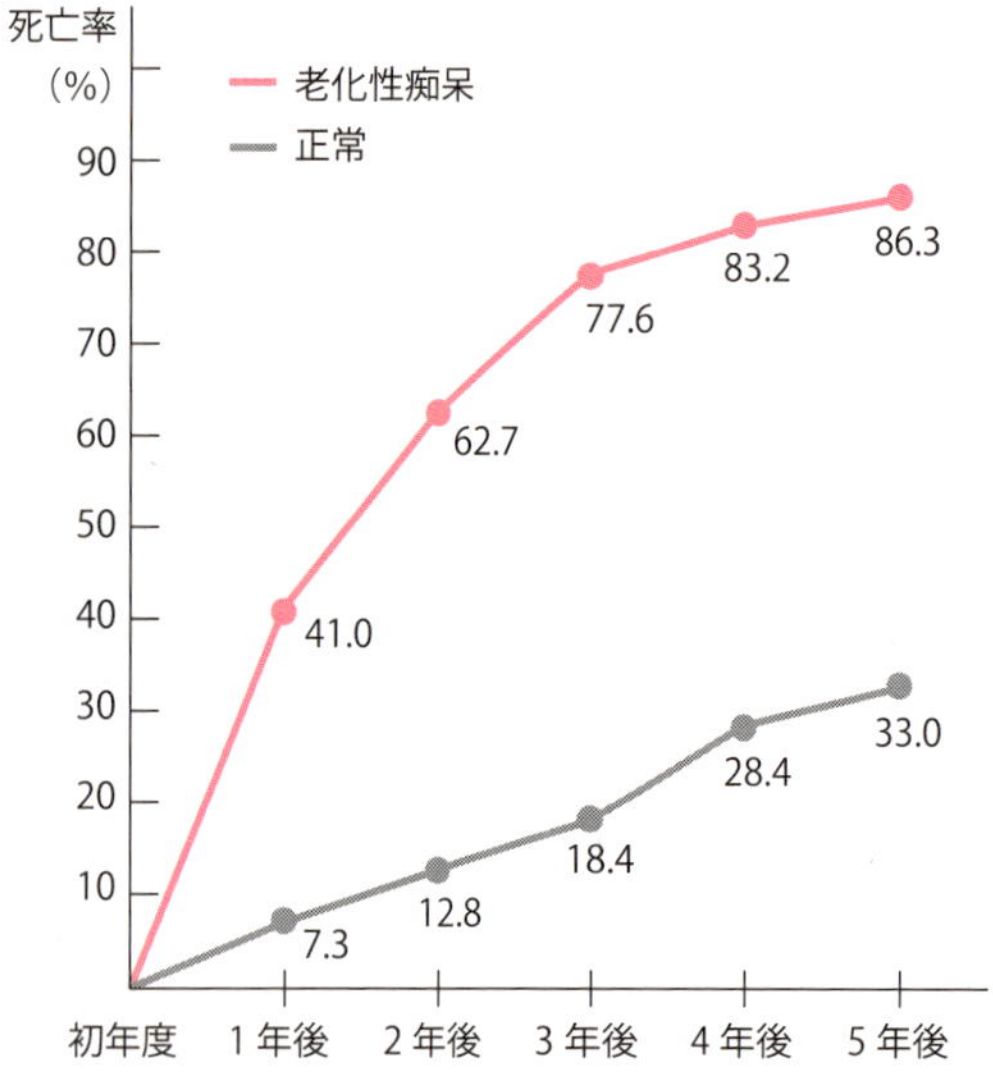

この結果によれば、１年後の正常な高齢者グループの死亡率に対して、認知症高齢者グループの死亡率は約 5.6 倍。５年後には、約 2.6 倍と、大きく違います。

もちろん、もっと進行の速い認知症もあれば、ゆっくり進行する認知症もあるため、すべての認知症に当てはまるとは限りません。ただ、このデータからは、認知症の人の予後はあまり長くは生きられないと言えるでしょう。

こうした認知症の人の衰弱の進み方を見ると、長くて先の見えないトンネルの中にいるようだった家族のつらい介護生活にも、やがて出口が見えてくることがわかります。家族にとっては、限られた期間であればこそ、残された時間を一所懸命に介護しよう、という気持ちが生まれてくるデータでしょう。

例えば 70 歳で発症したら

３年後 70 ＋ 3 × 3 ＝ 79
79 歳に見える

５年後 70 ＋ 5 × 3 ＝ 85
85 歳に見える

老化が一般の高齢者の３倍のスピードとして計算した

長谷川和夫（認知症介護研究・研修東京センター名誉センター長）のグループの調査

4

認知症の人がすんでいる世界を理解する

病気が進むと、本人の気持ちがわかりにくくなってきます。
家族や周囲の人たちは、戸惑い、混乱するでしょう。
認知症の人がすんでいる世界には、９つの法則があります。

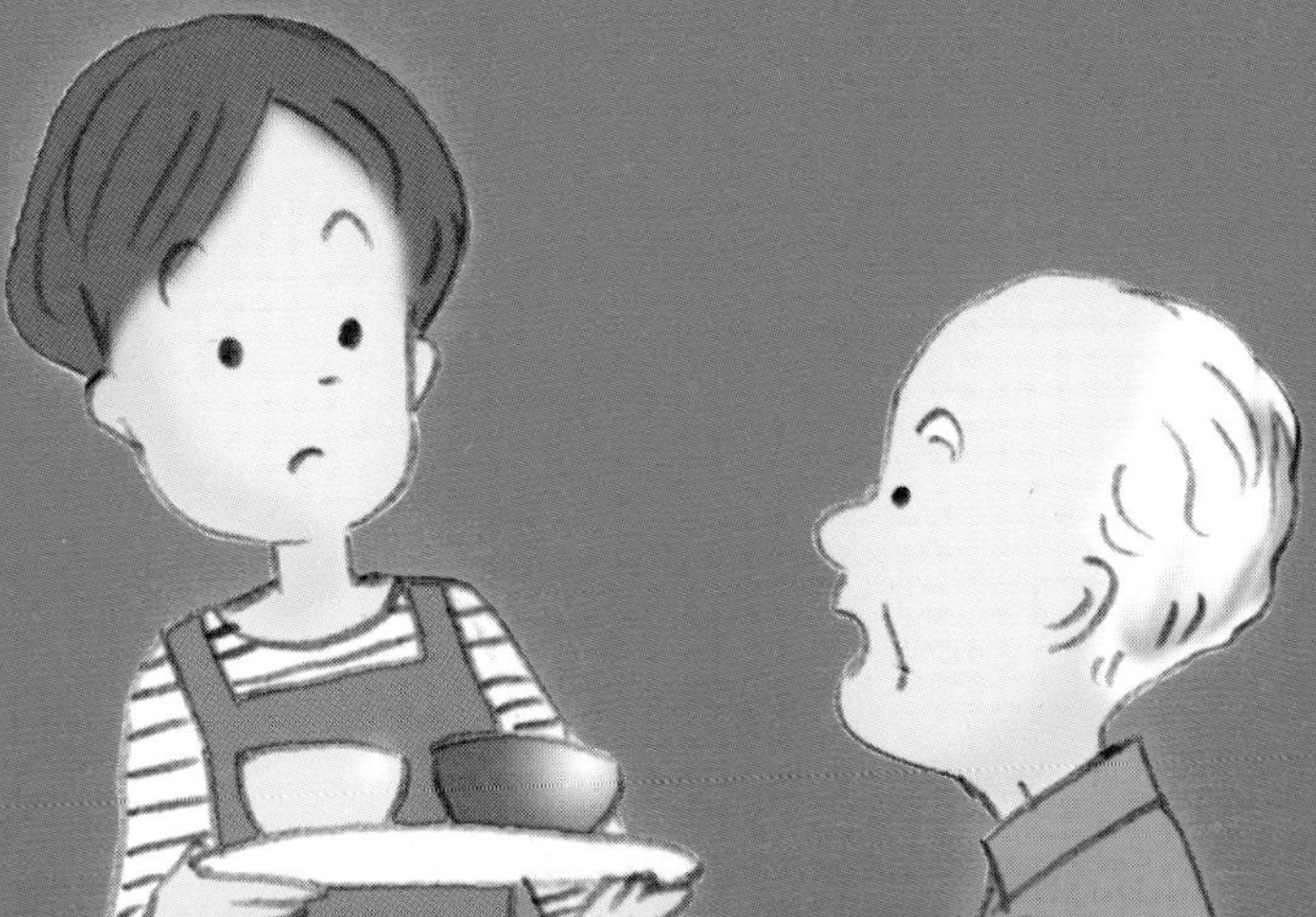

忘れたということに気づいていない

ひどいもの忘れをはじめとする記憶障害は、覚えていないだけでなく、忘れたことに気づくのも難しいのが特徴的な症状です。本人にとっては「不思議なこと」が起こるのです。

記憶障害に関する法則／記銘力の低下

今経験したばかりのことも記憶できない状態を言います。誰かに何度も同じ説明をされても、それを記憶することはできません。

記憶の要素

もっとも
できなくなる

記銘力

新しく経験したことを自分の記憶として覚え込む力。頭のなかのメモリー機能のような力

把持《はじ》

新しい記憶を自分のなかに保存しておくこと。記憶の収納箱、フォルダのような役割

想起

自分の記憶を頭のなかから呼び起こし、再生すること。頭のなかの再生機のような力

現れ方の例

「今日は何曜日？」と聞いたばかりなのに、また「今日は何曜日？」とくり返す。よくあるケースですが、これは聞いた直後に忘れてしまっている「ひどいもの忘れ」の状態です。本人は毎回、初めてのつもりで質問をくり返しています。

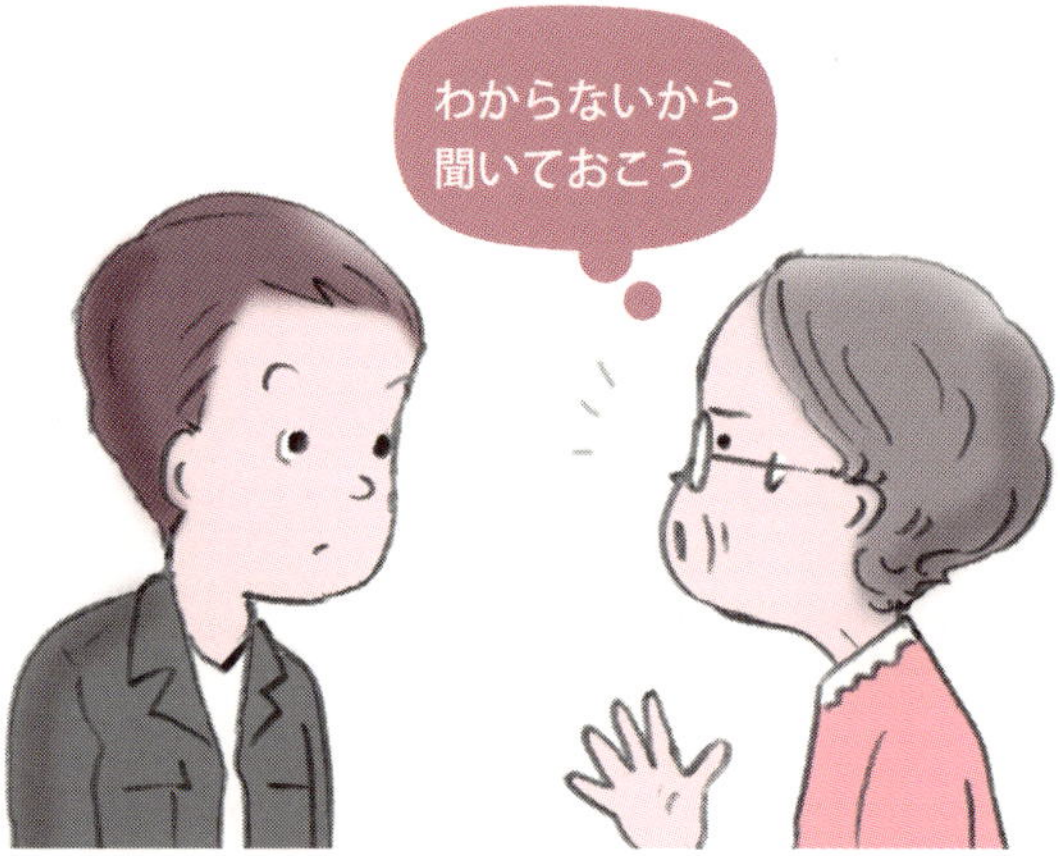

同じことを何度も尋ねてくる

対応のヒント

「さっきも言いましたよ」と言ったところで、本人は質問したことも答えも忘れているため、納得してもらえません。根気よく、何度でも同じ返事をくり返すようにします。

こんなケースも

自宅から遠く離れたところで発見されたとき、本人は「家族が外出することは覚えていたけど、行き先を忘れてしまった。どこに行ったか心配で、探していたんだ」と言った。

記憶障害に関する法則 全体記憶の障害

記憶の一部が思い出せないことは健常者にもよくありますが、認知症の場合、起こったできごと全体をまるごと忘れてしまうのが大きな特徴です。

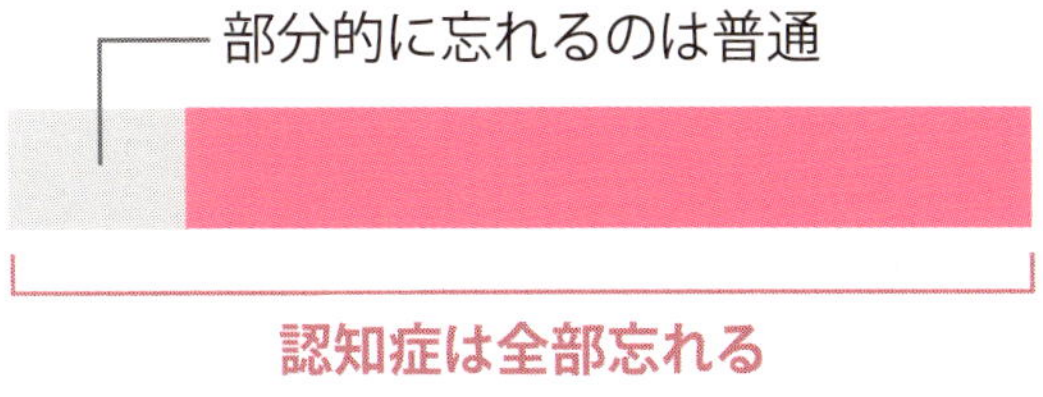
部分的に忘れるのは普通
認知症は全部忘れる

現れ方の例

食事した直後に食べたことを忘れてしまい、「まだ食事をしていない」と言い張ります。家族が「もう食べたでしょ」と言おうものなら、「ご飯を食べさせてくれない」と怒り出してしまい、周囲はほとほと困ってしまいます。

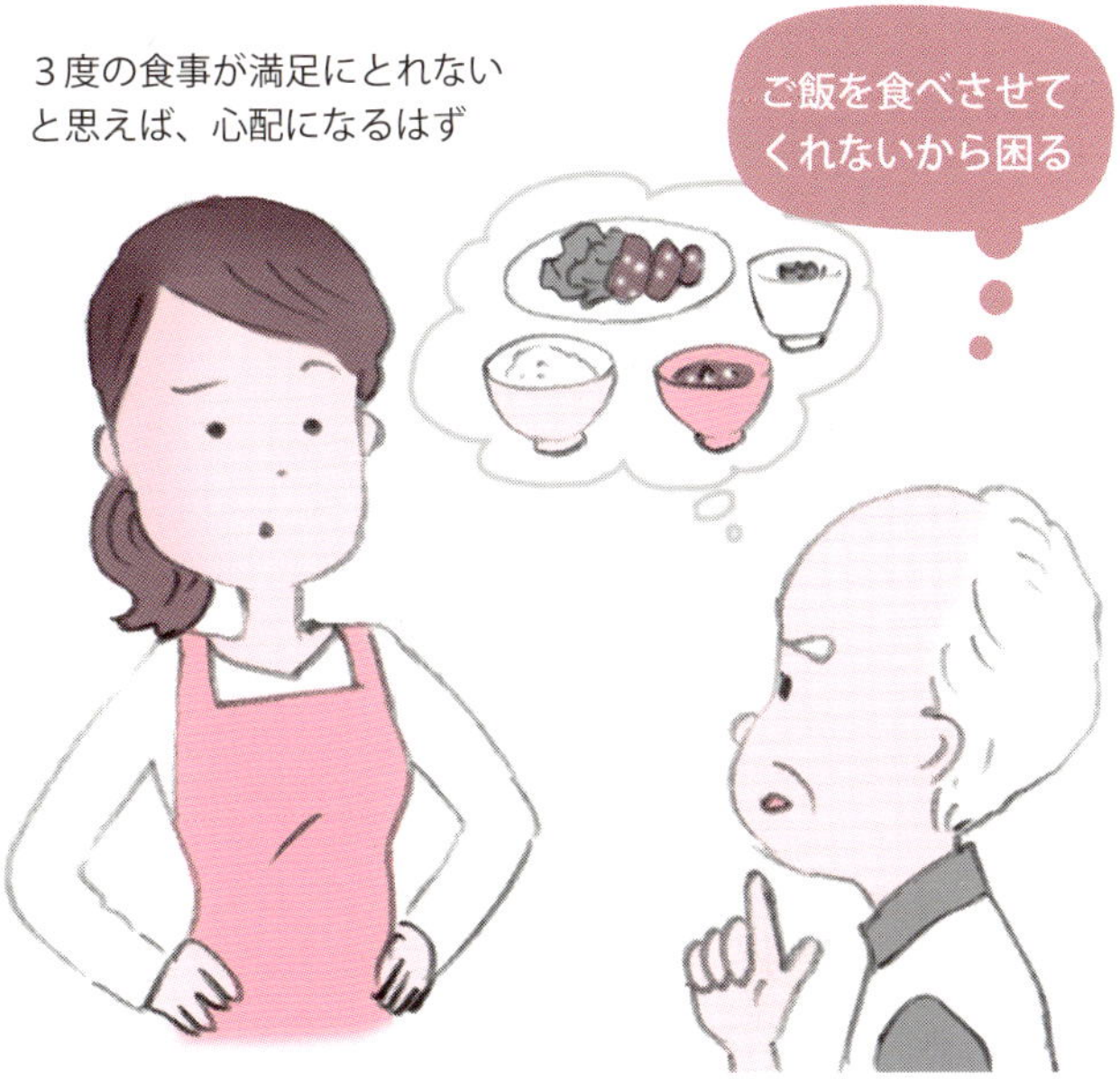
３度の食事が満足にとれないと思えば、心配になるはず
ご飯を食べさせてくれないから困る

対応のヒント

食べたことを無理に思い出させようとせず、「おなかがすいたんですか」と果物などを出しましょう。どうしても納得しない場合はもう１食食べさせても、特に健康上の問題はありません。

認知症のもっとも基本的な症状

記憶力の低下は、例外なく全ての人に見られる、認知症のもっとも基本的な症状です。これを「記憶障害に関する法則」とし、症状別に「記銘力の低下」「全体記憶の障害」「記憶の逆行性喪失（P72参照）」の三つに分けられます。

大切なのは、周囲にとっては明らかな真実であっても、「記憶になければ、本人にとっては事実ではない」という本人の世界を周囲が認めることです。

こんなケースも

「今日のデイサービスは楽しかったですか」と聞いても、「そんなところに行っていない」と言う。帰ってきてすぐなのに忘れていた。

昔のことほどよく覚えている

最近のことはすっかり忘れているにもかかわらず、昔のことほどよく覚えていて驚かされることがあります。よくよく尋ねてみると、「今、どこ」に生きているのかがわかってきます。

どんどん子どもに返っていく

記憶障害では、現在から数十年の記憶をごっそりなくしてしまう場合があります。ある人は壮年期の男性だったり、ある人は一〇代の娘だったり——。若かった頃の自分の精神状態になり、その時代を生きています。

記憶障害に関する法則 記憶の逆行性喪失

人生の記憶が新しいもの（現在）から過去へさかのぼって失われていく現象を逆行性喪失といいます。本人にとっての「現在」は、最後に残った記憶の時点です。

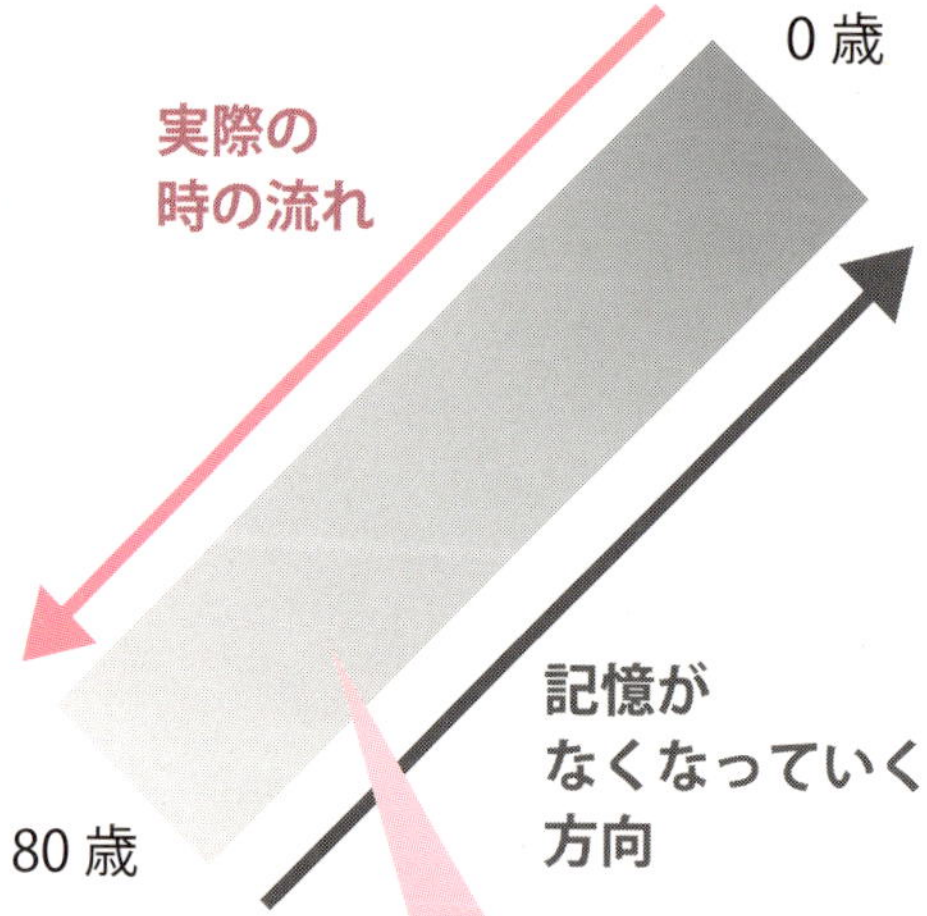

0歳
実際の時の流れ
記憶がなくなっていく方向
80歳

この時点から先は「ない」

「何歳？」と聞かれて、「40歳」と答えたときは、40歳から現在までの記憶は失われ、今は40歳の古い記憶のなかで生活していると考えることができます。

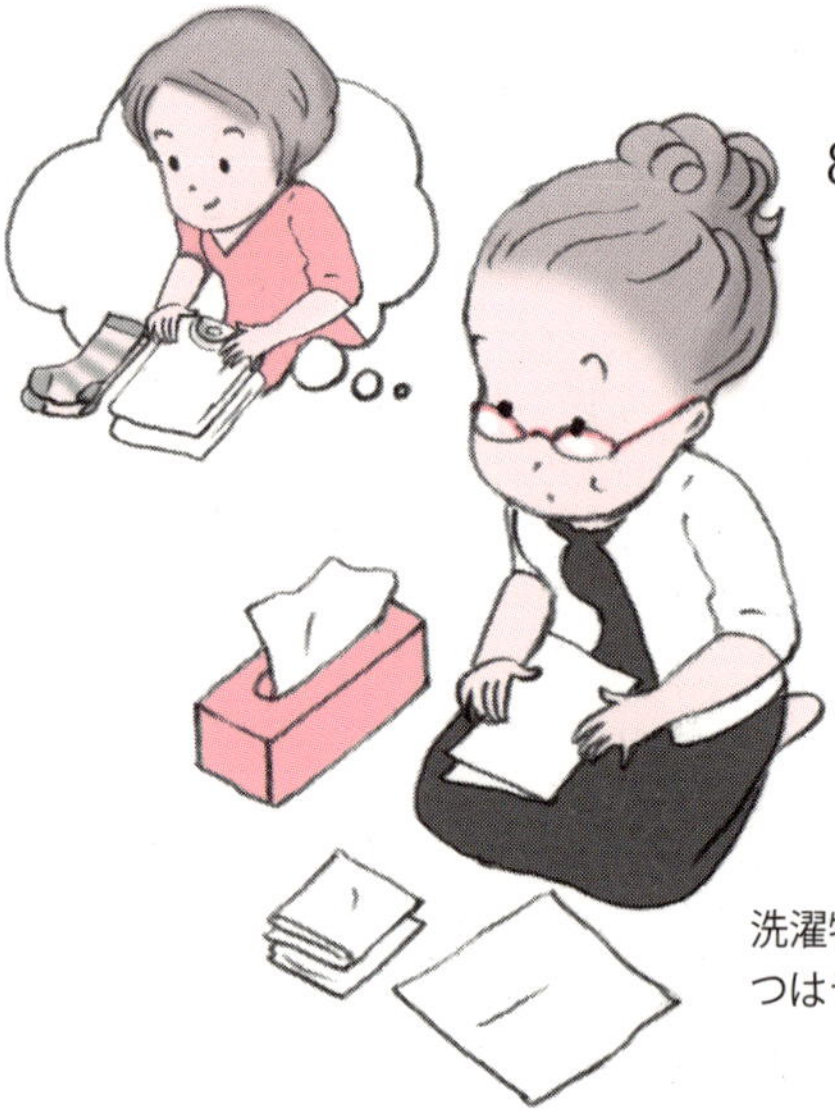

洗濯物をたたんでいるつもりだが、じつはティッシュをたたみつづけている

こんなケースも

道具箱からクギや金づちを出してはしまい、出してはしまい、をくり返している。夫は日曜大工が趣味だった。

人形に話しかけ、あやしている。母は子どもを育てていたころに戻っているのだろう。

現れ方の例

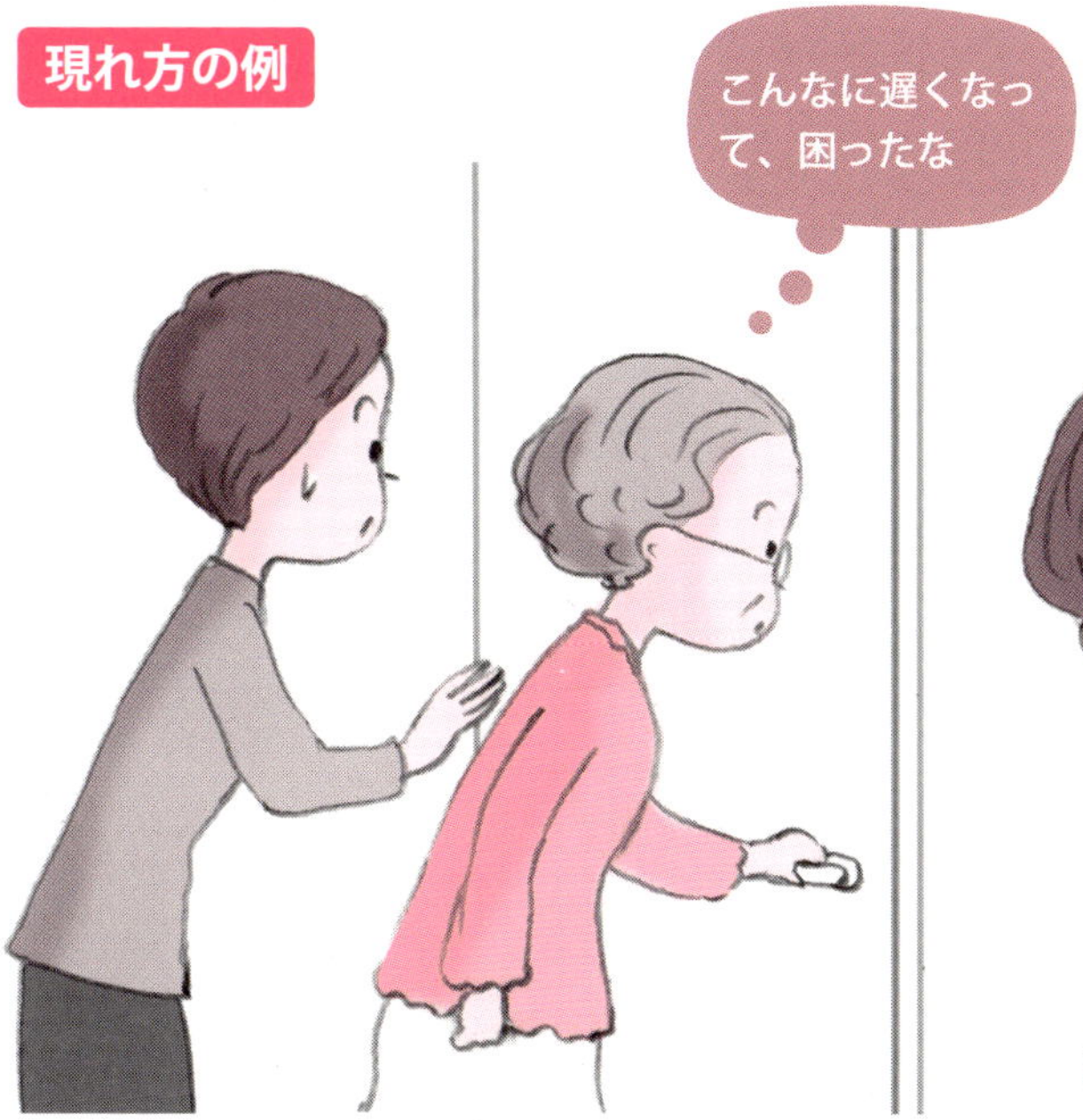
こんなに遅くなって、困ったな

自宅の玄関で「帰ります」と言うおばあちゃん

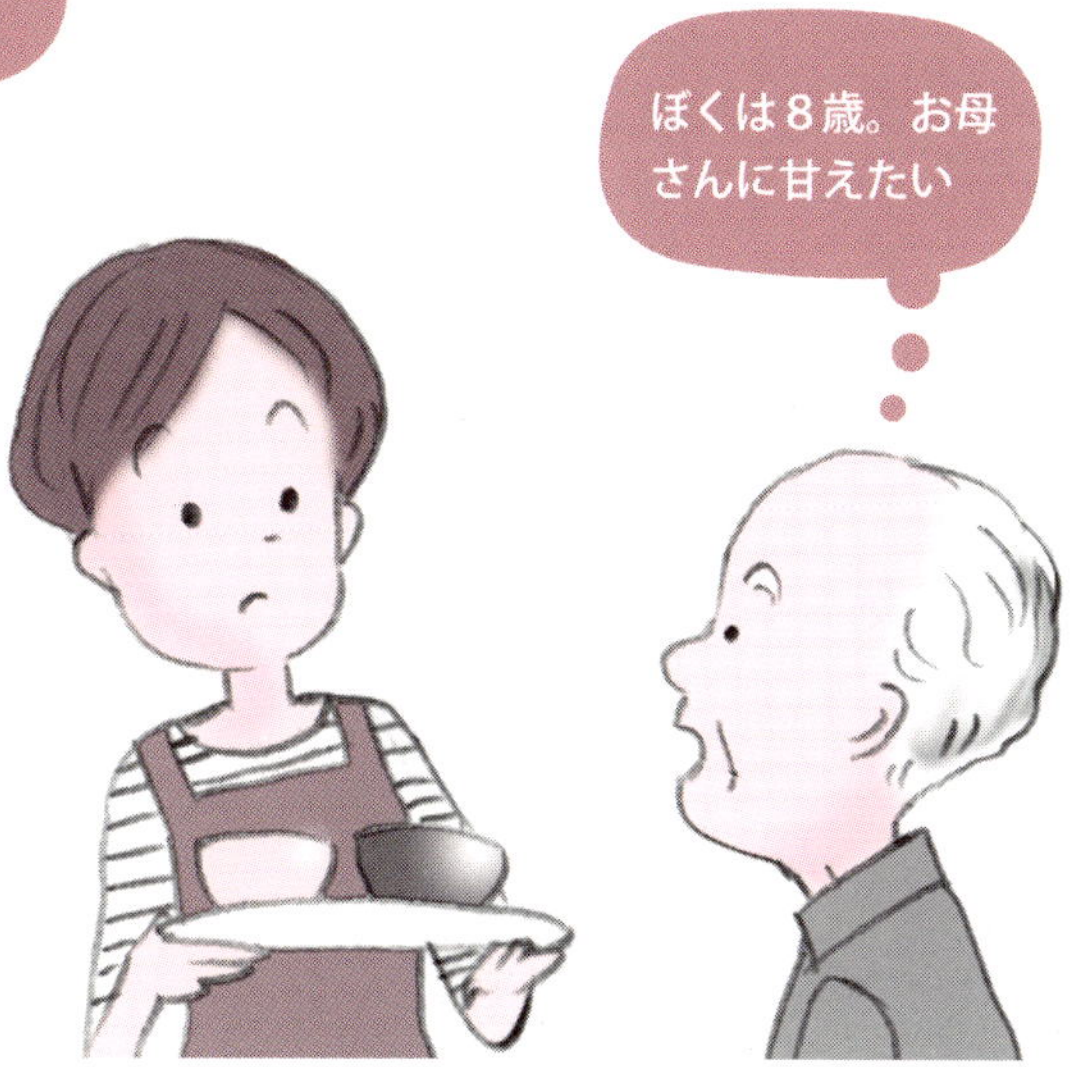
ぼくは8歳。お母さんに甘えたい

娘に「お母さん」と呼びかけるおじいちゃん

夕暮れになると、「自分の家へ帰る」と言い出すことを「夕暮れ症候群」と言います。本人のすむ世界では、今の家は「見知らぬ他人の家」のため、暗くなる前にそろそろ自分の家に帰らなくてはと思っているのです。

対応のヒント

「ここがあなたの家でしょ」と否定してはいけません。「今、お茶をいれたのでどうぞ」とほかに気をそらしてみましょう。それでも納得しなければ、「では、送っていきましょう」と近所を散歩すればおちついて家に戻ります。

本人は子どもの頃に戻ってしまったのか、娘を自分の母親と勘違いしています。言っている内容も、子どものよう。本人の妻、おばあちゃんのことは「知らないおばあさん」などと言っています。

対応のヒント

「私はお母さんじゃなくて娘ですよ」と言っても、本人を悲しませるだけ。強く否定するのではなく、本人のいる世界に話を合わせてあげたほうが、互いに混乱せずにすみます。

頼れる人だから、わがままになる

介護してくれるお嫁さんの前ではわがままいっぱい、たまに来てくれる実の娘の前ではしっかりした態度。認知症の人は、相手によって態度や症状が異なることがあります。

症状の出現強度に関する法則

症状の強弱が「より身近な人に対して、より強く出る」ということがあります。毎日つきっきりで介護してくれる人にいちばん強い症状を示し、ときどきしか会わない人の前では案外しっかりしているのが特徴です。

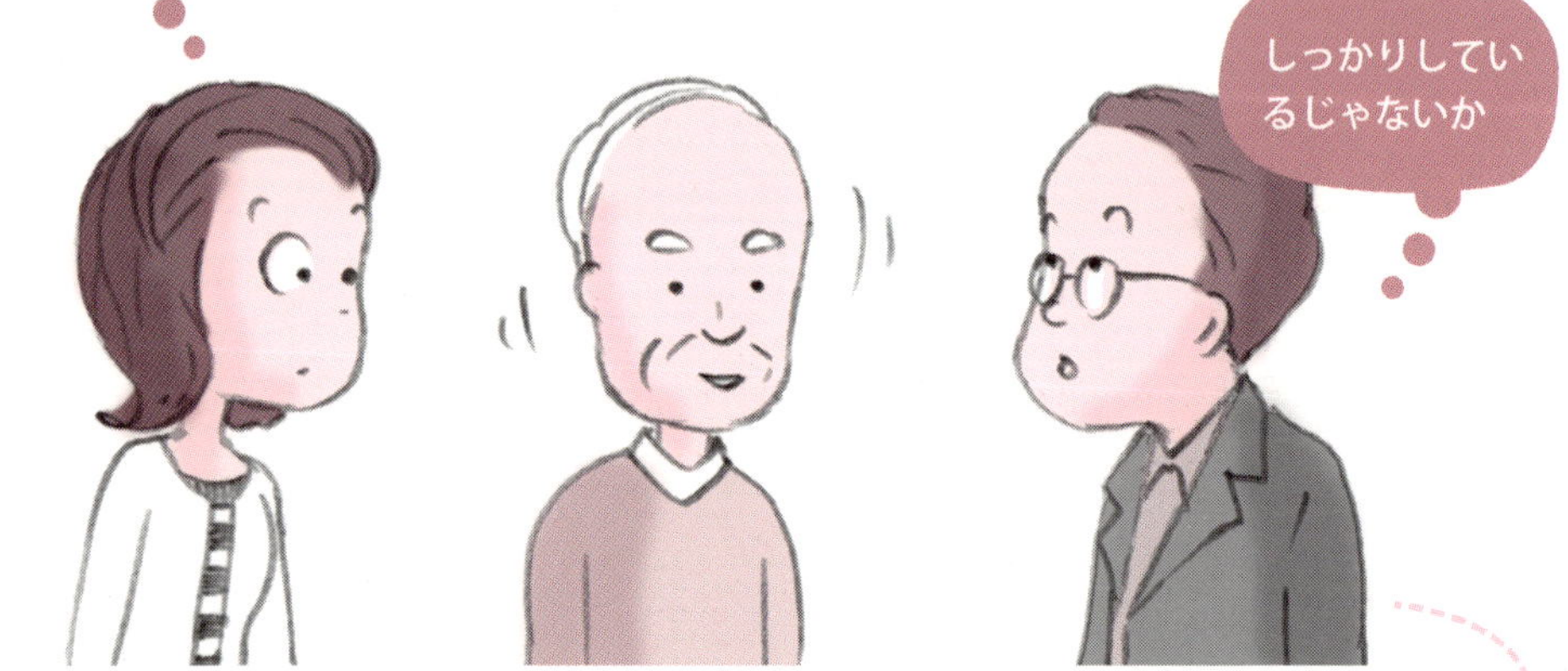
あれ、いつもと違う
しっかりしているじゃないか

懸命な介護にもかかわらず、認知症の症状に振り回される毎日です。ところがほかの人への態度は別。それを見ると、「自分にだけ意地悪しているのでは？」と思うことも。

独立した息子など、たまにしか会わない人の前では挨拶も受け答えもきちんとしており、認知症を感じさせないことがあります。お客さまの前では良い子にしている子どもと同じです。

介護者を傷つけてしまうことも

出現強度が異なることにより、第三者はその一部だけを見て「しっかりしているじゃないですか」と言うことがあります。毎日が疲労困憊の介護者は、その本人の態度にも第三者の言葉にもひどく傷つきます。

もの盗られ妄想は半数近くの人にある

もの盗られ妄想は認知症の特徴的な症状のひとつであり、半数近くの人に見られます。「どろぼう」よばわりされる被害者のほとんどが、近くで親身に介護をしている配偶者や家族などの介護者です。裏を返せば、いちばん安心できる人だから、言いたい放題してしまうのです。

現れ方の例と対応

娘に「財布を盗っただろう」と詰め寄る。たび重なると、介護者は辟易《へきえき》してくる

自分のお金や大切なものを「盗んだでしょう？」と言い、鬼の形相で介護者を問いつめるのが、「もの盗られ妄想」の特徴です。本人は「盗まれた」と思い込んでいるので、納得させるには、大変な労力と、テクニックも必要です。

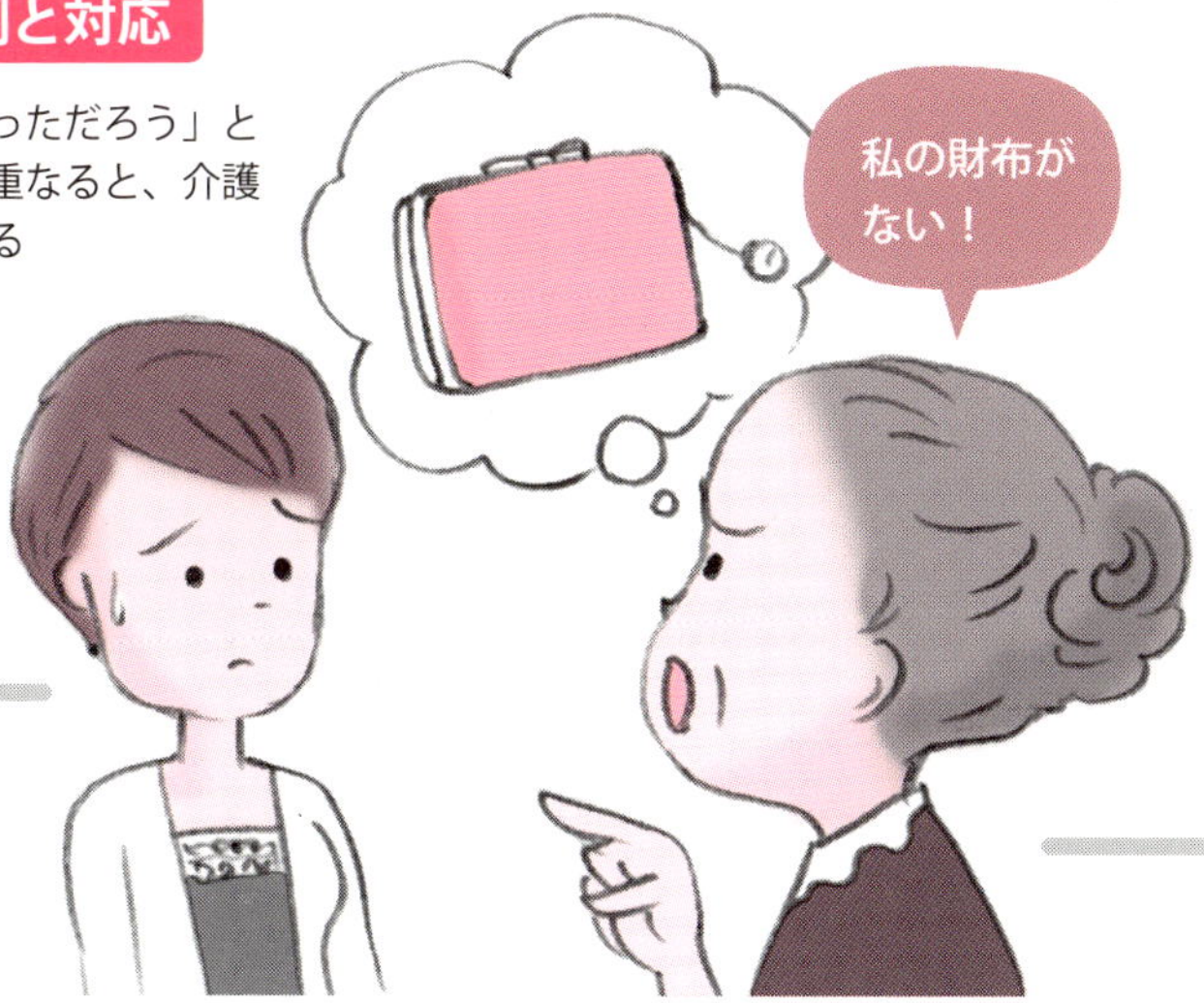

✕ 見つけてあげる

「盗られた」ものを見つけてあげるのは逆効果。盗ったものを出してきたと思われ、やっぱり盗んだのだと確信させてしまいます。

✕ 否定する

「私じゃない」と否定しても、「うそをつくな」と反論されるだけです。詰め寄り方がエスカレートするだけで、埒《らち》はあきません。

○ いっしょに捜す

「お財布がないなんて、困ったわね」と攻撃は受け流し、「いっしょに捜しましょう」と手伝ってあげます。見つけるのも「ほら、あそこに」といっしょに。

注意ポイント
たび重なると、本人の失敗を何度も指摘することに。「いつもいやなことをされる」と悪感情につながるため、ときには別の手も使います。

○ あやまる

泥棒と言われたら、「ごめんなさい。さっきちょっと借りたの」と話を合わせて、言われた金額を返すのも、その場をおさめる１つの方法です。

注意ポイント
泥棒役になった人は、演技とはいえ相当のストレスを感じます。家族や周囲の人たちは、介護者を孤立状態にしないケアも必要です。

○ 第三者が聞く

「お金を盗まれたんですか。それは大変ですね」と、第三者が本人の話をきちんと聞いてあげると怒りを鎮め、おちつかせることができることもあります。

注意ポイント
第三者として聞く場合、同意するあいづちは禁物です。「あの人もそう言った」と、疑われている人を追い詰めることになりかねません。

自分に不利なことは認めない

認知症の人はときどき、巧みに自分の失敗や過ちの言い逃れをします。
自分に不利なことは絶対に認めない頑《かたく》なな態度は、周囲とのトラブルになることもあります。

自己有利の法則

失敗を認めず、不利な状況を巧みにかわそうとすることがあります。しらじらしいうそを平気でつくため、周囲は「認知症ではなく、単に狡猾なだけでは？」と疑ってしまうほどです。

なにか困ったできごと

↓

知らない

↓

自己弁護

周囲から見て

知らないはずはないと思う

目の前で起こっていることを、知らない、わからないはずがないだろうと憤りを感じます。

うそをついていると思う

自分に都合のいいように、うそをついている、どうして素直にあやまらないのだろうと不愉快に感じます。

本人は

記憶障害により

覚えていないことは事実ではないため、なにを言われても「知らない」と言い張ります。

自己防衛本能

自分を守ろうという本能が働くため、その場しのぎの言い逃れをしてしまいます。

誰にでもある普通のこと

誰にでも自己防衛の本能はあり、失敗を責められたり、叱られたりしたらいやなものです。人には、自分の能力の低下や、生存に必要なものの喪失を認めようとしない傾向があるため、これも人間の自然な本能だと理解することが大切です。

失禁したときつい責めてしまったら、「犬がした」とペットのせいにしていた。失禁じたいより、言い逃れにあきれた。

現れ方の例

近所のスーパーで、お金を払わずに商品を勝手に持って帰ってきてしまいました。本人は「お金を払って買ってきた」と言いますが、お財布を持って行っていないので、そんなはずはありません。

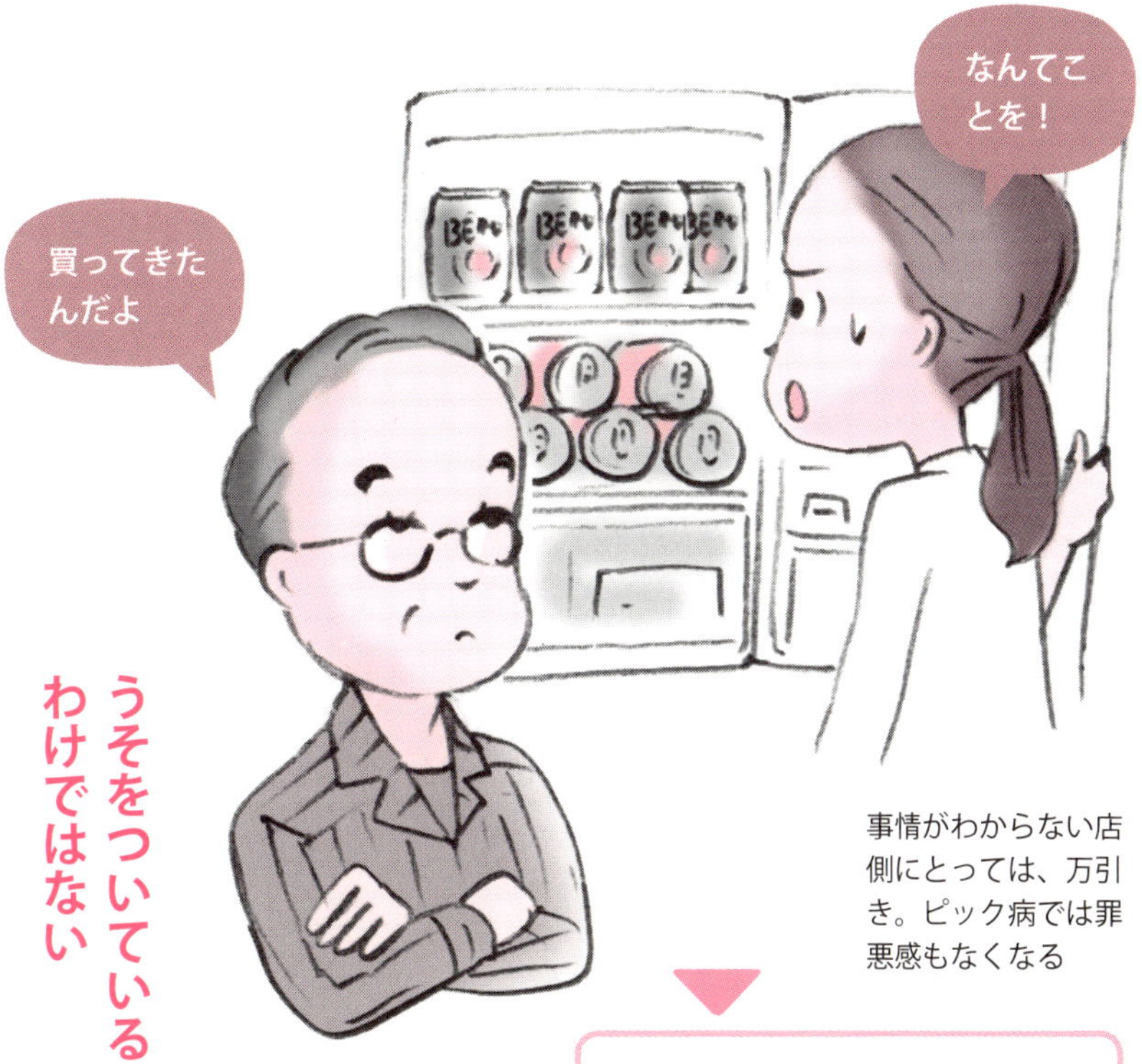

事情がわからない店側にとっては、万引き。ピック病では罪悪感もなくなる

うそをついているわけではない

自己を守ろうとして言うことは、本人の単なるずる賢い言い訳に聞こえるかもしれません。しかし、これは記憶障害と自己有利の法則から見ると、わかります。

たとえば、ガスレンジの火を消し忘れて危うく火事になりそうになった場合。家族にいくら叱られたところで、「ガスレンジを使った記憶がない」ので、火を消し忘れるはずもないのです。このとき「知らない」と言い張るのも、本人にしてみれば本当のこと。うそをついているわけではありません。

もの盗られ妄想も同様です。普通なら、「どこかに置いた」「なくした」と自分を責めるものですが、それを疑いもなく「盗られた」と他人に責任転嫁します。この心理状態も、自己有利の法則によると考えることができます。

対応のヒント

本人に万引きした認識はないため叱責してはいけません。店に事情を説明して、代金を払います。本人がよく行く店なら協力をお願いし、自宅の連絡先を渡しておくといいでしょう。

こんなケースも

汚れた下着をタンスにしまおうとしていた。「洗濯するから出して」と言ったら、「私は知らない」と涼しい顔。

常識と非常識が混在する

認知症の人は、いつも非常識なことをするわけではありません。常識的でしっかりした人格のなかに、「なぜこんなこと?」という非常識な言動が「まだら」に出現するのが特徴です。

まだら症状の法則

しっかりとした正常な部分と、常識的に少しおかしな部分が混在する特徴を、まだら症状の法則と言います。この症状は認知症の初期から末期まで存在しています。

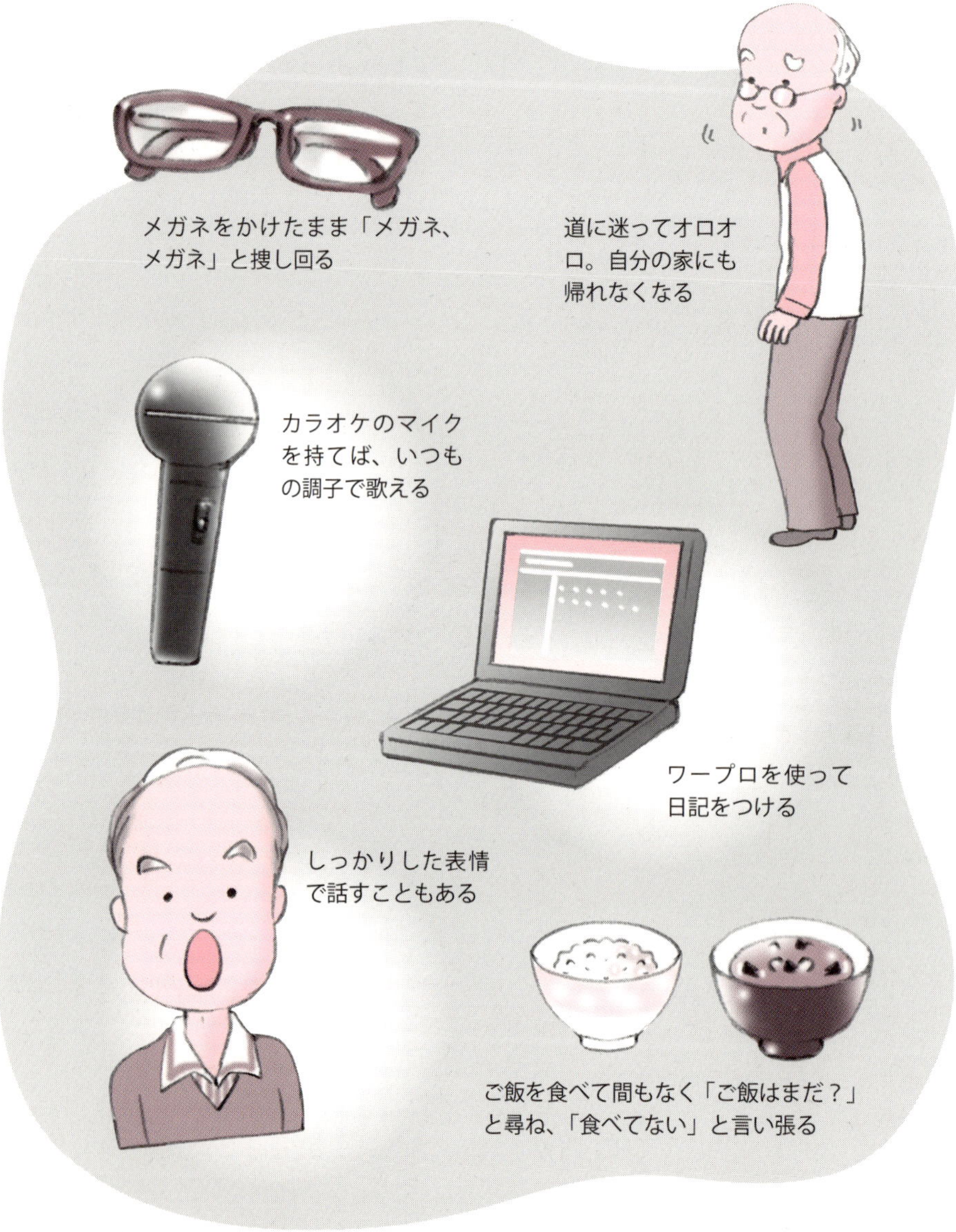

メガネをかけたまま「メガネ、メガネ」と捜し回る
道に迷ってオロオロ。自分の家にも帰れなくなる
カラオケのマイクを持てば、いつもの調子で歌える
ワープロを使って日記をつける
しっかりした表情で話すこともある
ご飯を食べて間もなく「ご飯はまだ？」と尋ね、「食べてない」と言い張る

認知症の症状かどうか見分けにくい

認知症の人は、ふだんは非常にしっかりした面もあります。そのため周囲は少しおかしな言動を前にしても、今が認知症の状態なのか、正常な状態で勘違いや頑固さのためなのか、見分けられずに混乱することがよくあります。

　正常な状態のつもりで、「どうして子どもでもできることができないの？」と本人を責めてしまい、諍《いさか》いになってしまうことも少なくありません。

　体の病気の症状と同じで、頭痛はあるけれど吐き気はない、でも翌日は熱が出たけれど頭痛はない、など、症状は一律ではありません。認知症もそのように考えれば理解できるでしょう。

受け取り方次第

「もの盗られ妄想」でひどいことを言われても、「これは認知症が言わせているのだ」と割りきれば腹も立ちません。介護者が最初から認知症の症状だと理解していれば、混乱は防ぐことができるでしょう。

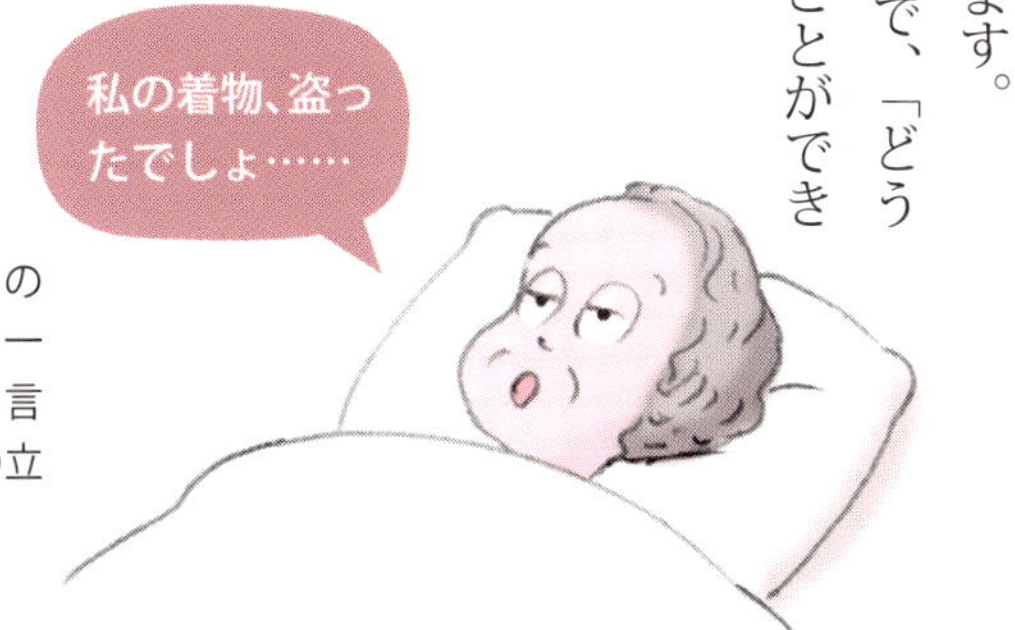

私の着物、盗ったでしょ……

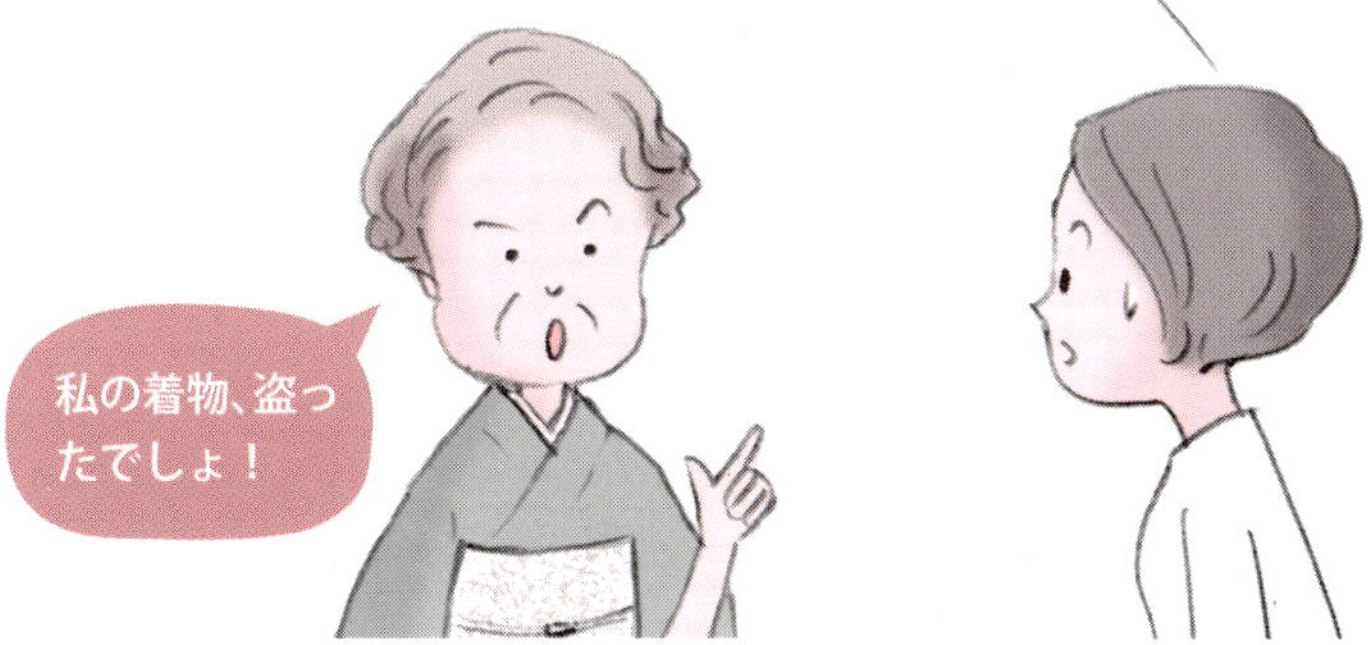

私の着物、盗ったでしょ！

体の病気で寝たきりの人に言われるのと、一見しっかりした人に言われるのでは、腹の立ち方が違う

現れ方の例

ひとりで留守番をしていたとき、実際にはないのに「どろぼうが入った」と110番通報をしてしまいました。電話での受け答えがしっかりしていたので、認知症とわからなかったようです。警察が来たところに、家族が帰宅。謝るしかありません。

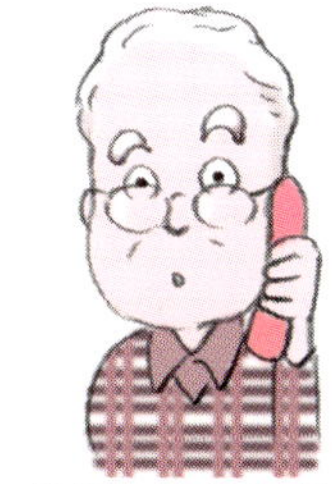

住所、氏名などきちんと伝えていた

対応のヒント

本人を責めてもしかたがありません。電話をしたときの寂しかった気持ちをくみ、ひとりにしないようにします。また、近くの派出所へ認知症の家族がいることを伝えておくほうがいいでしょう。

記憶は残らなくても感情は残る

認知症の人は、叱られた記憶はなくなっても、叱られた相手に対するいやな印象だけは残っていることがあります。感情だけがさざ波のように心に刻まれ、長くとどまるためです。

感情残像の法則

瞬間的に目に入った光景が脳裏に残像として残るように、できごとの記憶をなくしても、そのとき抱いた感情の波だけが残っていることがあります。良い感情もわるい感情も残ります。

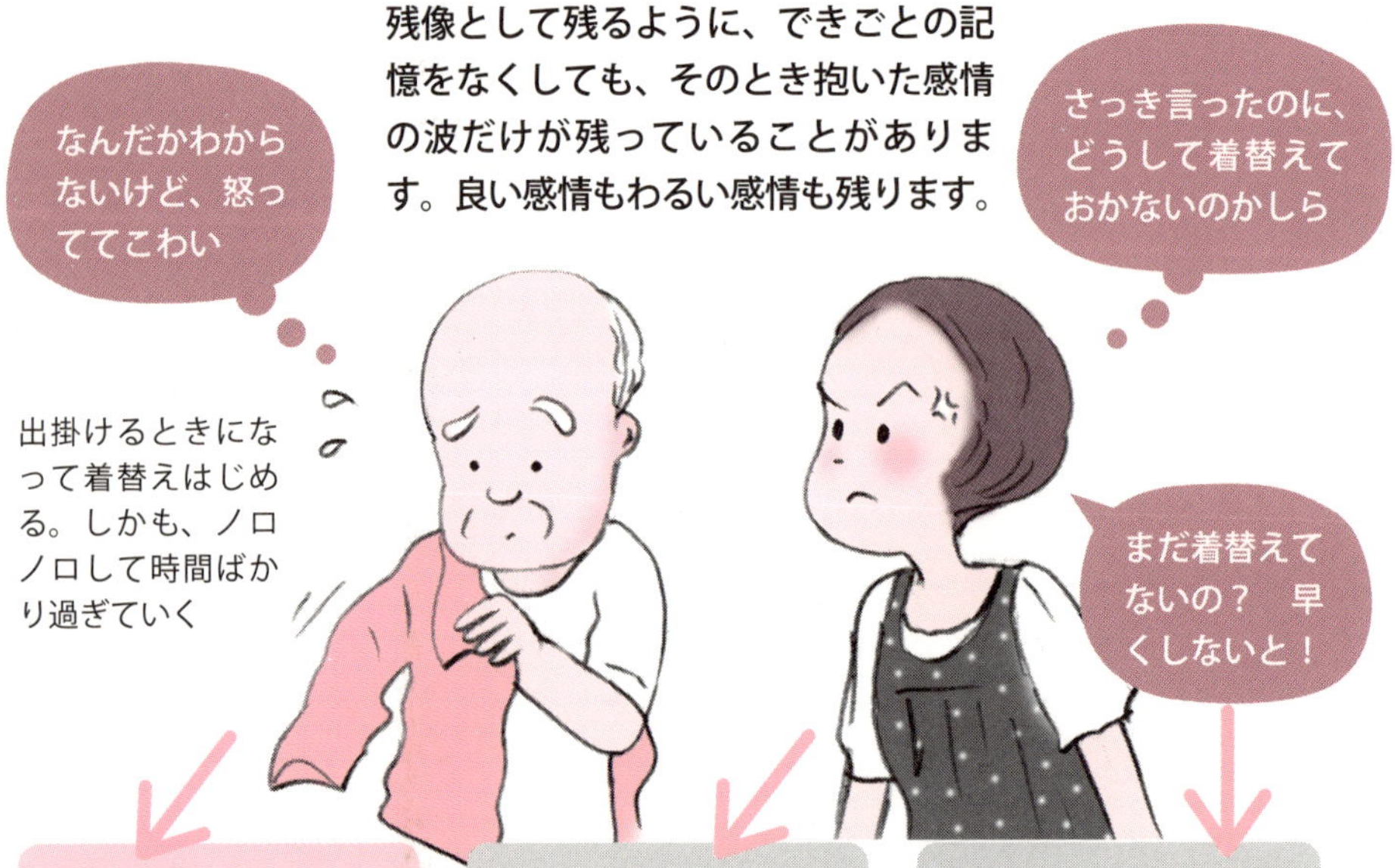
なんだかわからないけど、怒ってててこわい
出掛けるときになって着替えはじめる。しかも、ノロノロして時間ばかり過ぎていく
さっき言ったのに、どうして着替えておかないのかしら
まだ着替えてないの？　早くしないと！

敏感

「いやな人」「うるさい人」にまた怒られるのではないかという不安や恐怖には敏感になっています。

残る

怒られたときの相手の印象は「いやな人」「うるさい人」として感情に残ります。

残らない

記銘力の低下のため、何度同じことを言われても、記憶に残しておくことはできません。

怒られたくないから

再び叱られたくないという感情が働くため、自己防衛のために失敗したことを隠したり、ごまかしたりします。

表情や態度で感じる

介護者が思っていることは、たとえ口に出さなくても、認知症の人は、表情や態度から感じとります。そこは人生経験豊かなお年寄り。認知症だから、こちらの気持ちはわからないだろうと思うのは大間違い。

年をとっても、感情は老いていない

認知症の人は一般常識が通用する「理性の世界」から遠ざかり、「感情が支配する世界」にすんでいると言えるでしょう。

周囲にいる相手が敵か味方か、安心して気を許せる相手かどうかを本能的に判断し、友好的に接するか威嚇《いかく》して遠ざけるかといった態度を決める、動物の世界に似ています。

認知症の人の感情は老いるどころかむしろ、以前より研ぎすまされていると言ってもよいでしょう。相手の「快」「不快」な気持ちにも敏感になっていると考えられます。そのためには、良い感情を持ちつづけられる環境が望ましく、介護者をはじめ周囲の理解や協力が必要でしょう。

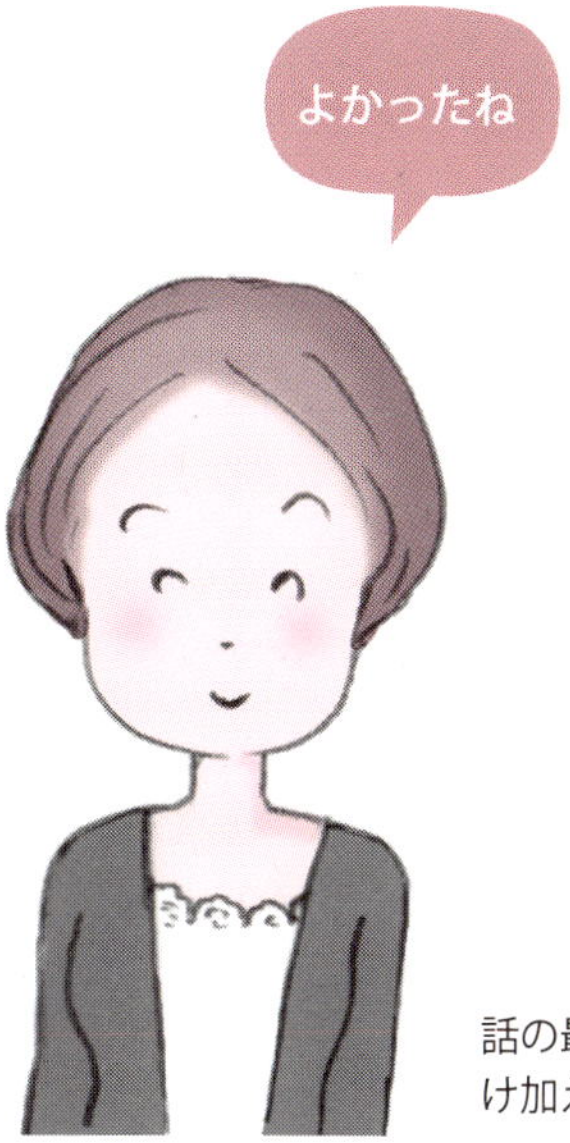

話の最後に必ず一言つけ加えるようにしよう

こんなケースも

失敗したことを責めると、混乱して変なことを言う。認知症が進むようだと感じた。

息子を自分の夫だと思った母。失敗しても怒らないやさしい息子を、心の支えにしていた。

対応のヒント

４つのポイントがあります。

1　ほめる・感謝する

なにがあっても、失敗でも、「よくできたね」「ありがとう」の言葉を忘れずに言いましょう。

2　同情

よく話を聴き、「そうですか。それは大変ですね」とあいづちを打ち、同じ気持ちであることを伝えます。

3　共感

話の終わりに「よかったね」をつけると、共感の気持ちが伝わります。たとえば、「ご飯がおいしかったの。よかったね」という具合です。

4　謝る・事実でなくても認める・演技をする

覚えていないことは本人にとって事実ではなく、本人が思ったことが絶対的な事実であるというのが大原則。この原則を忘れて言い争いをしたり、事実を教え込もうとしても無駄です。「お金を盗ったでしょ」と言われたらうそでも認めて、謝罪の演技をするほうが混乱も少なくてすみます。

こだわり

ひとつのことが頭から離れなくなる

認知症の人は、あるひとつのことが頭に残り、抜け出せなくなる「こだわりの法則」があります。周囲が説得や否定をすればするほど、逆にこだわりつづけるのが特徴です。

説得するより対応を考える

認知症の場合、こだわりをやめさせるための説得や否定には意味がありません。むしろ、こだわりに対応する方法を試し、自然におさまるのを待つのが得策でしょう。

対応方法には「こだわりの原因を取り除く」「そのままにする」「関心を別の方へ向ける」「第三者の力を借りる」「地域の理解と協力を得る」「一手だけ先手を打つ」「本人の過去を知る」「長時間は続かないと割りきる」の八通りがあります。

こだわりの法則

対応法は8通りです。

1 夫の浮気　ありえない相手に嫉妬する

外出のたびに「どこで誰と逢っていたの？」と夫の浮気を疑い、しまいには娘と夫がいっしょに帰宅したところで、二人が関係しているとまで言い出しました。

対応のヒント

夫への猜疑心《さいぎしん》が、ありえない浮気妄想の原因です。本人の信頼を裏切るような行為をしていないかどうか原因を考えてみましょう。

2 コーヒー　家中にコーヒーが置いてある

コーヒーを何杯も入れ、あちこちに置いています。本人は「今日は人が大勢集まるから」と言い張ります。

対応のヒント

本人や周囲に危険や害がないので、そのまま好きにさせておきます。本人の承諾なしに勝手に片付けたりしてはいけません。

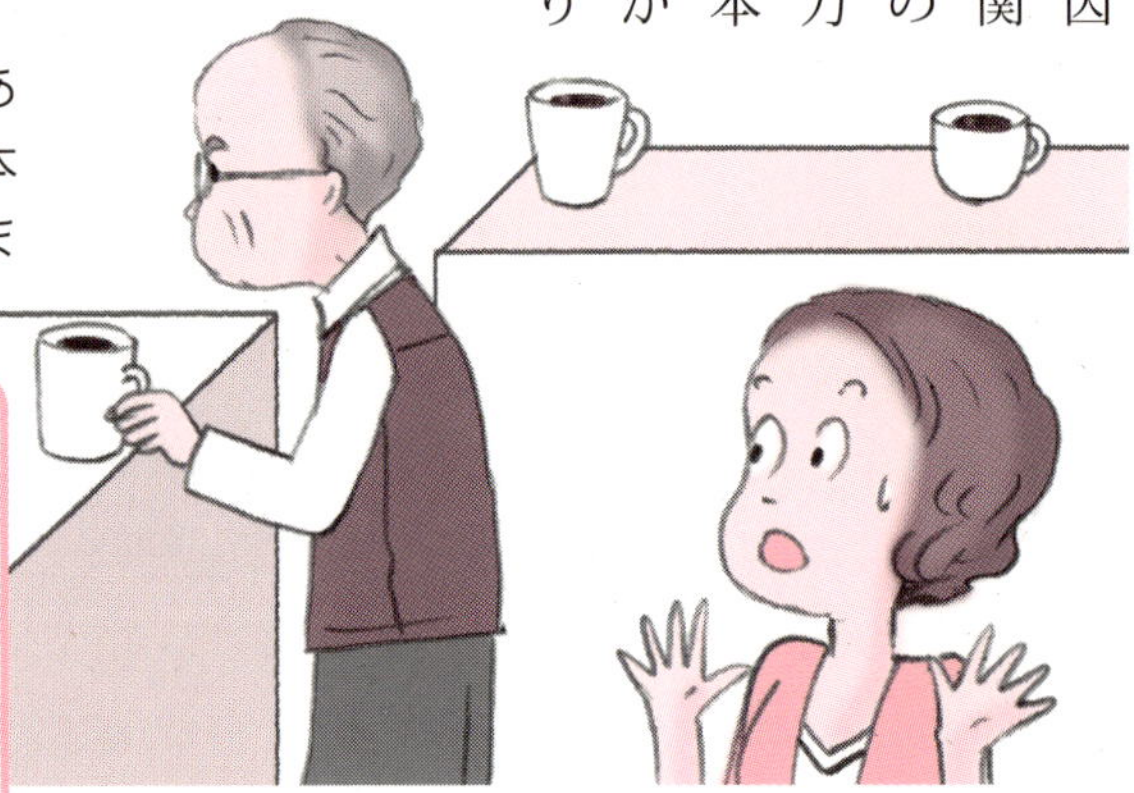

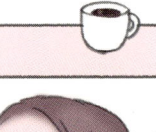

会議のコーヒーを準備しなくてはならないと思い込んだらしい

3 人の気配　夜中に誰かいると騒ぐ

夜中になると起き出し、「そこに誰かがいる」と家族中を起こして大騒ぎになります。

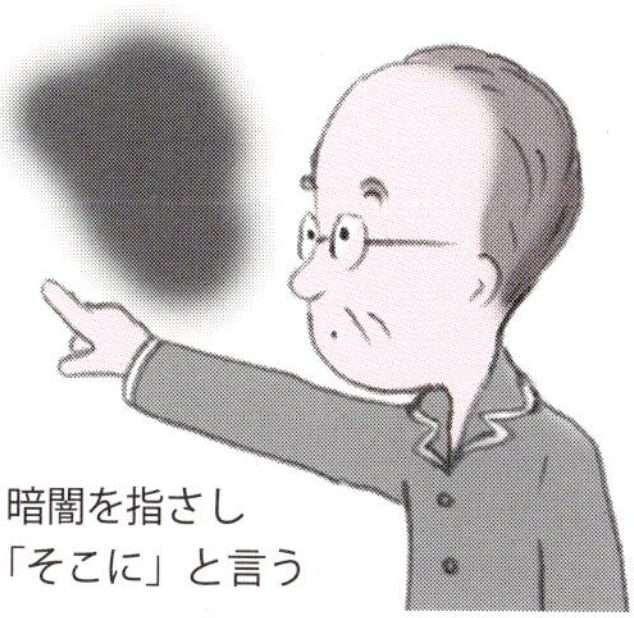

暗闇を指さし「そこに」と言う

対応のヒント

「おいしい最中があるから食べませんか」などと関心を別の方へ向けます。夜中に軽食ならかまわないでしょう。

4 お金　年金が盗られたと騒ぐ

自分の年金が「勝手に使われている」と思い込み、家族を責めます。

対応のヒント

郵便局員など社会的に信用がある人に頼み、「1銭も引き出されていませんよ」と説明してもらえば納得するでしょう。

5 騒音　隣人にどなりこむ

実際には音などしないのに、隣の家のテレビの音がうるさいと、いきなりどなりこんでしまいます。

対応のヒント

隣家に事情を説明し謝罪しましょう。地域にも理解や協力を要請します。

6 手紙　郵便物をしまいこむ

届いた郵便物を勝手に取り出し、隠してしまいます。家族は大事な郵便物に気づかず、ほとほと困っています。

対応のヒント

本人より先に大事な郵便物だけは取り出してしまう（不要なものは残しておく）、別の郵便受けを設置するなど、先手を打ちます。

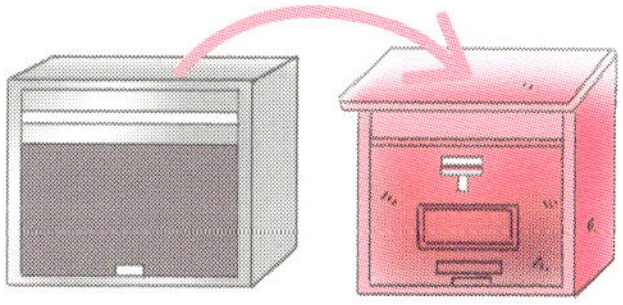

古いほうを本人用に

7 昔のこと　突然怒りだす

近所の中学生に向かって突然怒りだしてしまいました。中学生はわけがわからず、キョトンとしています。

自転車のことを怒っているらしいが

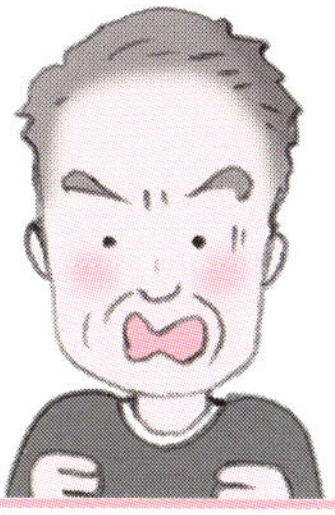

対応のヒント

中学生時代、友人に自転車を盗られたことがあるそうです。本人の過去を手繰ると、原因が見えてくることがあります。

8 食べ物　ティッシュペーパーを食べてしまう

食べ物とそうではないものの区別がつかなくなり、ティッシュを食べてしまいます。

対応のヒント

ティッシュのように実害のないものは、食べても体に差し障りはありません。飴など代わりのものを差し出すか、一時のことと割りきります。

こちらが強く出れば強く反発する

認知症の人を強く叱責すると、強い反発が返ってきます。それは本人も介護者も、お互いにまるで、鏡に映った自分の姿を見ているようなものです。

作用・反作用の法則

認知症特有の症状というわけではなく、誰でも同じように反応するものです。

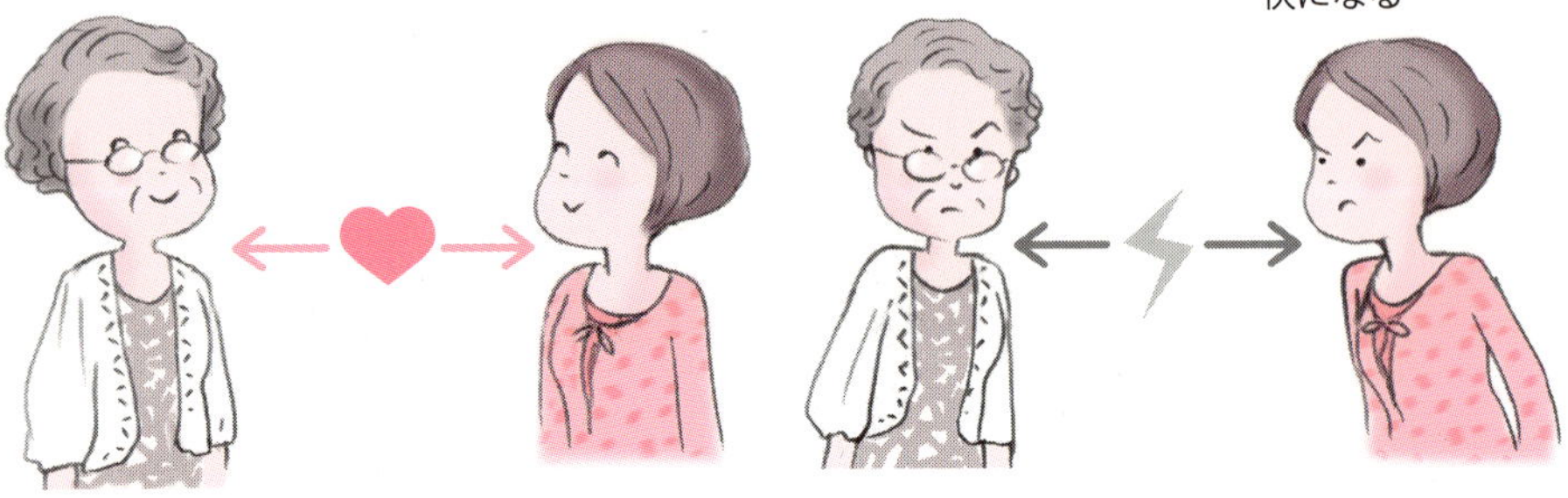
笑顔を向けられれば、笑顔で返したくなる
不愉快な言動をされたら、こちらも不愉快になる

なにを言ったかでなく、どう受け取られたか

認知症の人の場合、介護者がよかれと思ってしたことや言ったことが通じなくて、反発されることがあります。「おふろに入りましょう」と言っても、なぜ昼間から人前で入浴しないといけないのか意味がわからないので、いやがります。そこを「くさいでしょ」などと無理強いすれば「絶対にいや」と梃子《てこ》でも動かなくなります。

どう受け取られるかを想像し、本人が納得できるような言い方を工夫します。本人の害や周囲の迷惑にならないようなら、そのままにしておいてもいいでしょう。

現れ方の例

失禁のためか、ズボンの前が濡れていました。気持ちがわるいだろうと、着替えるように言ったら「いやだ」と言います。ほうっておけないので、ベルトをはずそうとしたら、怒って杖を振り上げられました。

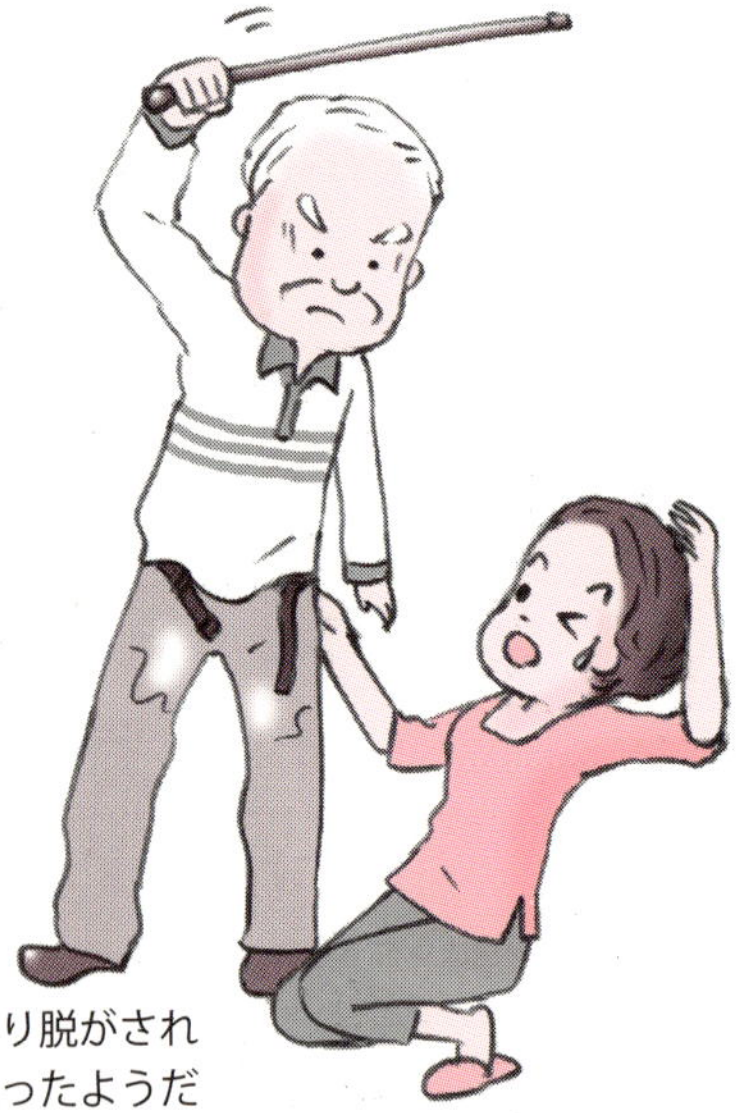

いきなり脱がされると思ったようだ

本人の受け取り方

家族や周囲の人がよかれと思ってすることを、本人は自分にとっていやなことと受け取る場合があります。

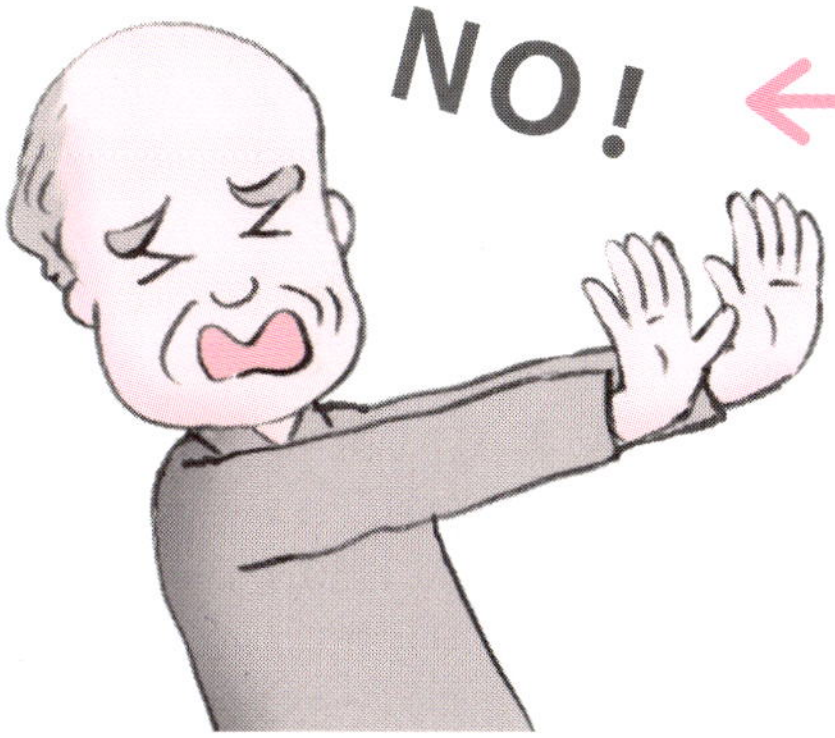

絶対にいやだと拒否する。本人の気持ちを考えれば、無理もないと理解できる

NOと言うしかない

対応のヒント

リハビリや入浴などは認知症の人にとって、「痛い」「恥ずかしい」など、いやなことでしかありません。無理強いせず、押してもダメなら「楽しそうなイベント」に見せかけて、引いてみるのもひとつのコツでしょう。

本人にとって		家族や周囲の人にとって
痛いこと	←	リハビリ
恥ずかしいこと	←	おむつにする
とじこめられた	←	徘徊しないよう家にカギをかける
裸を見せるなんてできない	←	入浴の介助
暗くて知らない場所にひとりで放り出された	←	夜、ひとりで寝る
捨てられた	←	留守番
排泄なんて人に見せるものではない	←	排泄の介助

予想外の受け取り方の例

バカにされた

「デイサービスで子ども相手のようなことをやらされた」

親をなんだと思っている

「これ片付けて」と言ったら、命令されたと思ったらしい

解説

介護者は本人の世界のなかで演技をしよう

症状の理解可能性に関する法則

認知症における介護の原則とは、介護者が認知症の人がすんでいる世界を理解し大切にすること。そして、その世界と現実とのギャップを感じさせないようにしてあげることです。

本人の感情や言動をまず受け入れ、今本人が存在しているのであろう時代や状況を想像してみます。その場面に合うシナリオを考え、相手役を演じてみましょう。ときには悪役、ときには正義のヒーローに扮《ふん》しながら、本人の世界に合わせて過ごすことは、お互いにとっていちばんよい方法です。

「感情残像の法則」にあるように、残像のように残る感情は、良い感情であるにこしたことはありません。本人にとって心地よい安心できる環境づくりを心がけることも、介護のコツだと言えるでしょう。

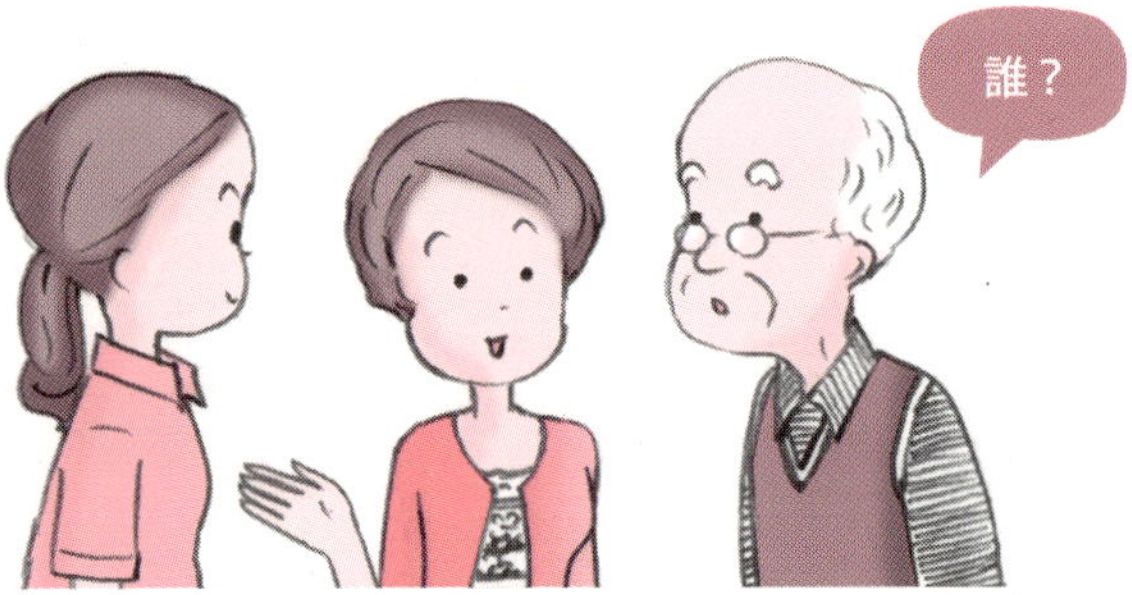

ヘルパーさんの顔がわからなくなり、突然、「どちら様でしたか？」と言い出し、ヘルパーさんは困ってしまいました。

↓

ヘルパーさんは「お友だち」

知らない人が家にいることが不安なのでしょう。ヘルパーさんだと説明するより、笑顔で「お友だちが遊びに来てくれたのよ」ということに。ヘルパーさんにも演技をしてもらいます。

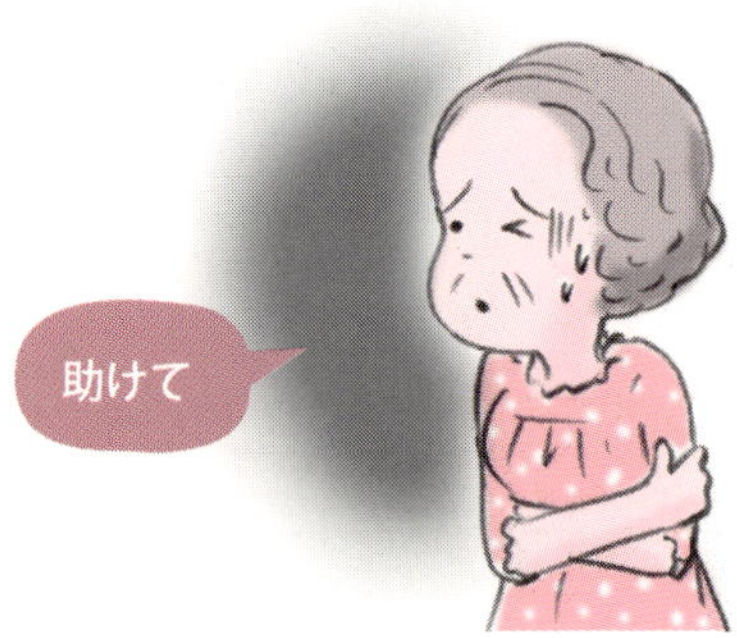

夜中に部屋から大声で「助けて！」と聞こえました。「部屋に犬が入ってきた」と妄想が始まりました。

↓

介護者は助けに来た人

妄想だと受け入れ、その場で「わかった。犬が入ってきたのね。見つけて追い出してくるわ！」と演技しましょう。少しして、「私が追い出したからもう大丈夫！」と言えば、安心します。

5

こんなとき、どうする？
――気持ちに寄り添って

認知症の人には
「問題行動」と言われる症状があります。
徘徊、排泄の失敗、暴力など、どう対応したらいいのか
わからず、介護者の大きな負担になります。
周囲の人にとって不可解な行動も、
本人なりの理由があってしていること。
その思いや考えを推し量ることができたら、
おのずと、対応法がわかってくるでしょう。
認知症になっても、心は生きているのです。

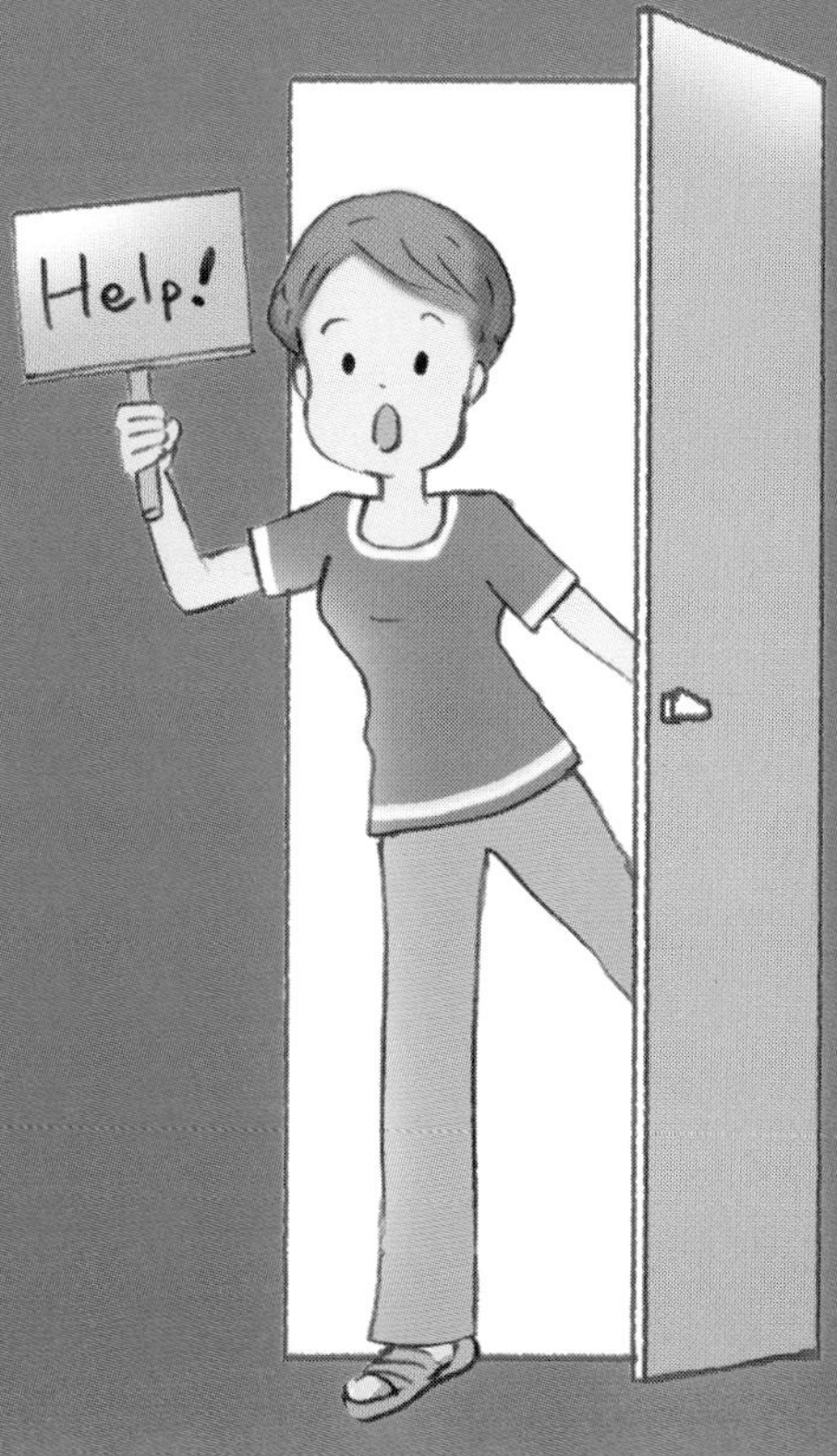

Q1 すすめても病院に行こうとしない

Q 認知症のような症状が見られるため、家族が病院へ行くようにすすめても、「病気じゃない」と言ってとりあってくれません。どうすれば受診する気になってもらえるでしょうか。

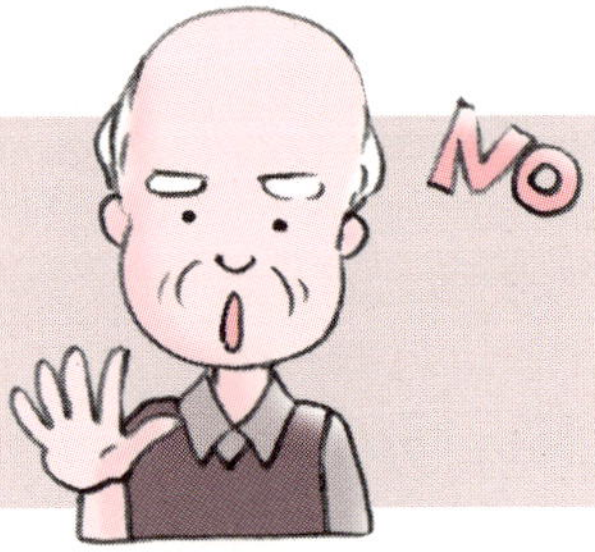

本人の気持ち

- 「ぼけ」と言われたらどうしよう
- はっきりさせたくない
- 精神科には行きたくない
- 自分がぼけてるはずなんてない
- バカにするな

A

絶対おかしい
ぼけたのよ
✕ 禁句

健康診断に誘う

本人が、病院へ行くことに抵抗があるなら、「保健所に健康診断へ行こう」と誘ってみましょう。地域の健康保健センターであればハードルは低いはずです。

「私の健診に付き合って」と誘う

あらかじめ医師にお願いしておき、家族が健診を受けるふりをします。診察室にいっしょに入ってもらい、医師から、「せっかくだから血圧を測りましょうか？」と受診を促していくように演技してもらいます。たいていの場合、医師の言うことは拒否しません。

まずは一般の診療科に行く

認知症を診てくれる「精神神経科」に抵抗のある人が多いため、最初は「もの忘れ外来」「老年科」「心療内科」「神経内科」などの一般的な診療科で診てもらってもいいでしょう。

かかりつけ医に協力してもらう

本人が信頼しているかかりつけ医に事情を説明して、「少し検査したほうがいいので、知り合いの良い先生を紹介する」とすすめてもらいましょう。かかりつけ医に言われ、紹介状まで渡されると、ほとんどの場合は従います。

第三者にすすめてもらう

別居している息子や娘、友人や同僚、ヘルパーやケアマネージャーなど、第三者から言ってもらってもいいでしょう。介護している身内の言うことは聞かなくても、よその人の言うことは聞くことが多いようです。

ワンポイント

受診手続きや順番待ちが苦手な人も。付き添いは２人いると安心

Q2 近所の人に家族の悪口を言いふらす

Q ご近所の人に、まるで家族に虐待されているような、勝手なつくり話を言いふらされて困っています。最近、ご近所の態度もよそよそしくなったような気がして、つらい毎日です。

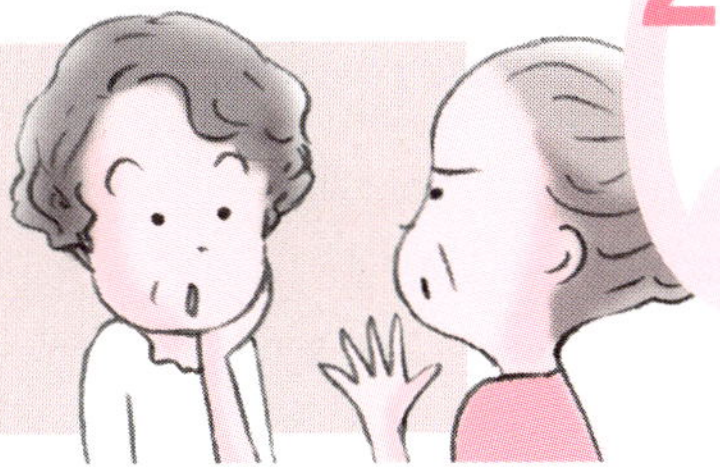

本人の気持ち

- 私をのけ者にする
- お金がないのは盗られたからだ
- ご飯をくれない
- 私はいじめられている
- 誰かにわかってほしい

A

「作話」という症状

認知症の人は一見しっかりしているため、近所の人にも本人がうそをついているとは思えないのでしょう。

認知症の人がありもしない事実を「作話《さくわ》」するケースはよく見られます。もの忘れで失った記憶の空白を埋めて、現実とのつじつま合わせをするために、妄想で勝手なストーリーをつくってしまう「自己有利の法則」が働いていると考えられます。

同時に、認知症の症状がもっとも身近な介護者により強く現れる「症状の出現強度に関する法則」（P74参照）をあてはめると、悪口のターゲットが家族であるのも、わかります。

うそつかないで！
なに言ってんの！
× 禁句

やんわり受け流す

つくり話も認知症の症状。むきになって否定したり、怒ったりしないことが大切です。本人がつくり話を始めたら共感しながら話を聴き、介護者を攻撃することがあれば、話題を変えたり、一度その場を離れたりするとおちつく場合もあります。

いずれ誤解はとける

もし、近所に悪い噂や誤解が広がってしまったら、その後の人間関係を悪くしないためにも、近所の人や親戚、ヘルパーさんなどには本人の病状をきちんと説明しておくのがいちばんです。周囲の理解や協力を得るためにも、おちついて対処していけば、誤解も自然にとけていくはずです。

ワンポイント

本人の事情を説明しておけば、近所の人もわかってくれる

Q3 止めても、車の運転をしたがる

Q 認知症が始まり、なにか事故があっては大変なので車の運転をやめさせたいのですが、いくら家族が説得しても聞き入れてもらえません。車で外出するたびに心配でたまりません。

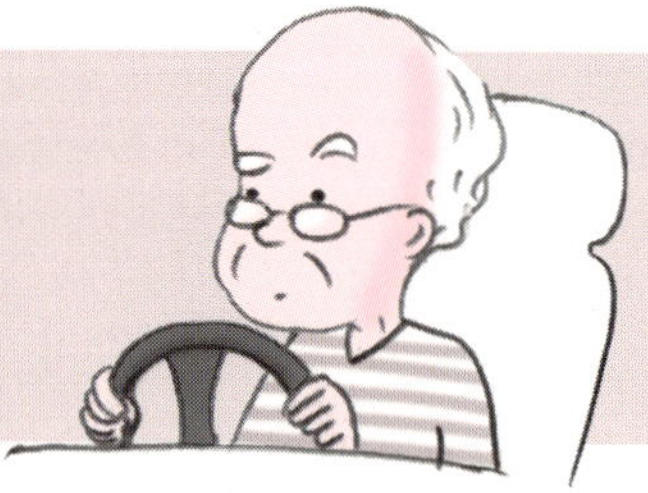

本人の気持ち

- 運転はじょうず
- 自分の通院で家族に迷惑をかけたくない
- ずっと家にいられない
- 新車がほしい
- 今まで無事故だからだいじょうぶ
- 車がないとどこにも行けない
- ひとりで自由に外出したい
- 車は趣味

A

家族はなんとか工夫を

2001年に改正された道路交通法により、認知症（アルツハイマー病・脳血管性認知症）と診断された場合、車の運転は禁止されることになりました。しかし、身体的には症状がないため、記憶障害などをうすうす感じてはいても、自分が病気だとは思っていない人が多くいます。運転をやめさせることはなかなか難しいのが実態です。

自動車事故を起こしてからでは取り返しがつきません。家族はなんとか本人に運転をあきらめさせるよう、工夫をしなければなりません。

認知症の人の事故例

認知症の症状がさほどなかったので、助手席に家族が乗り、運転を続けていた。ある日、気づくと対向車線に入って逆走していた。あっと思ったが、前から来た車に衝突。お互いにスピードが出ていなかったので命拾いした。

事故を起こしてからでは遅い

車の運転をやめさせたいと思ったのは

- 運転が不安定で下手になった
- 信号の見落とし、スピードの出しすぎがたびたびあった
- 道に迷った
- バイクと衝突。相手の青年は救急車で運ばれた
- 停車している車にぶつけた
- 新車を買ったとき動かせなかった

走り慣れた道なのに、迷った

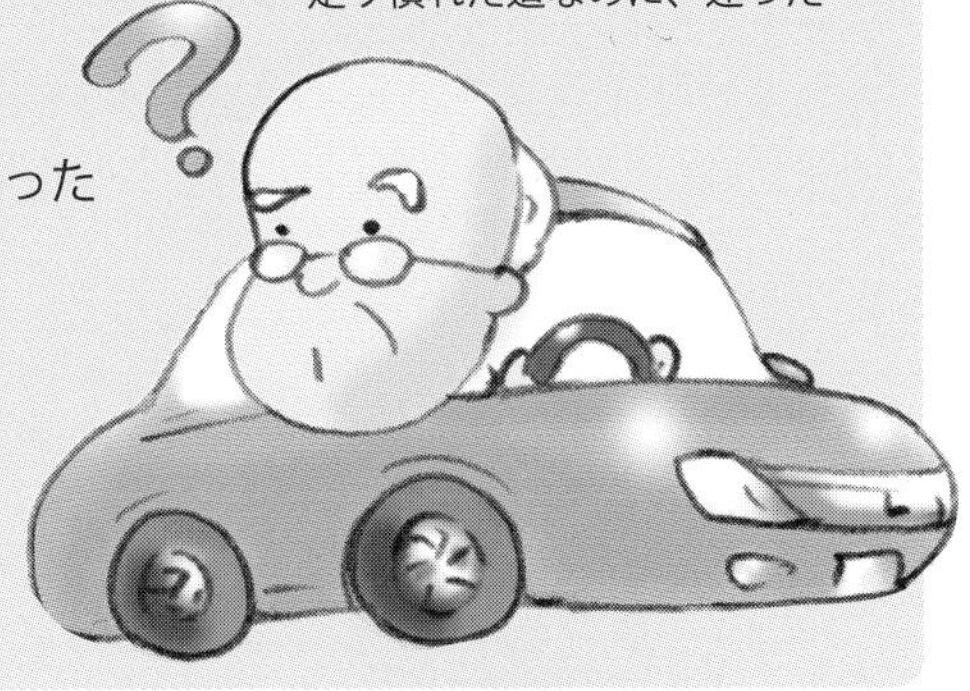

やめさせるための工夫

カギを隠した

本人がカギをなくしたと言ったのを機にカギを隠しつづけ、自動車ディーラーにもカギを作らないよう協力を頼みました。

車を処分した

車検と退職を機に、「もう車は必要ない」と処分するよう提案したら納得してくれました。

免許更新時に

もう次の免許更新は難しいと説明し、自主的に免許証の返却をしてもらいました。

経済的に厳しいと言った

「もう車を維持する経済的な余裕はない」と話し、納得してもらいました。

無事故を誇りにしよう

家族が説得した

優良運転を自慢していた人だったので、「無事故を誇りにして、有終の美を飾ろう」と説得すると同意してくれました。

主治医に言ってもらった

尊敬する人や信頼できる職業の人から「もう運転はやめるように」と言われたため、素直に納得できたようです。

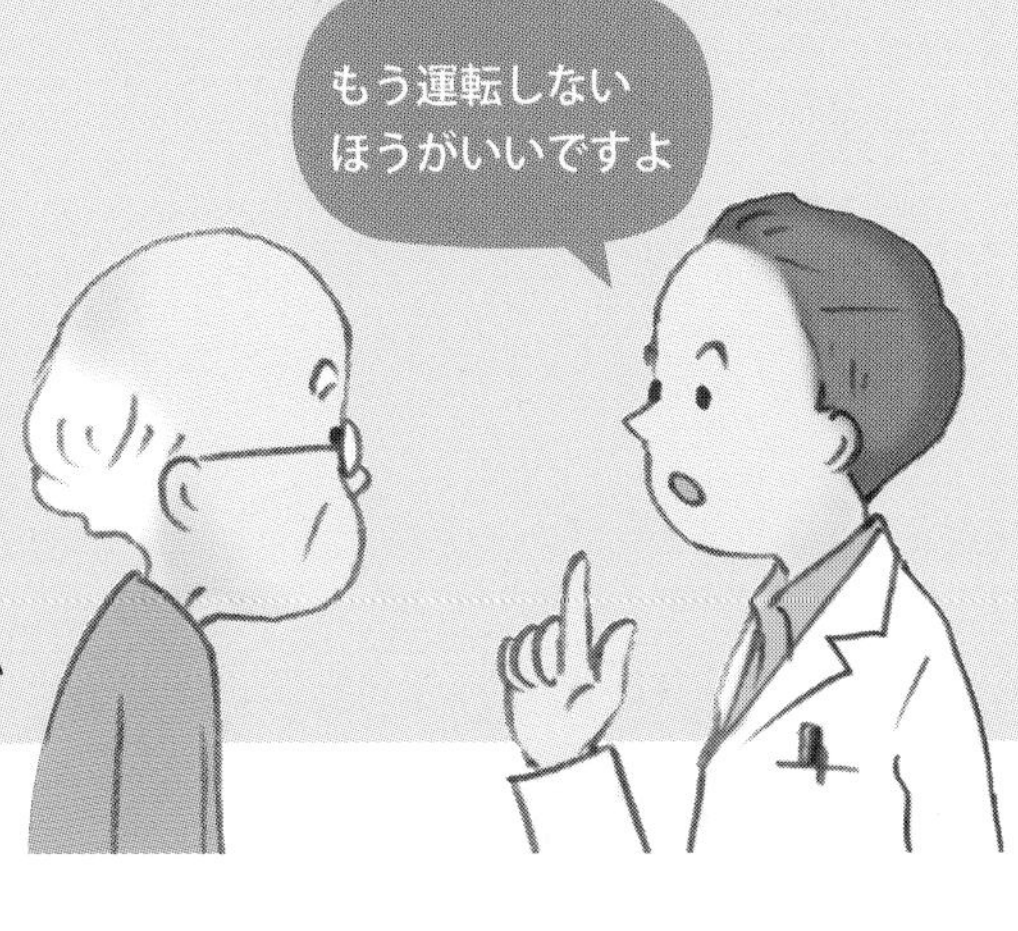

医師の言葉には素直に従う人が多い

Q4 トイレ以外の場所で排泄してしまう

Q トイレではなく、トイレへの途中の廊下の隅で用を足してしまうようになりました。いくら「ここはトイレではない」と言ってもわかってもらえず、掃除をするたび、情けなくて涙が出そうです。

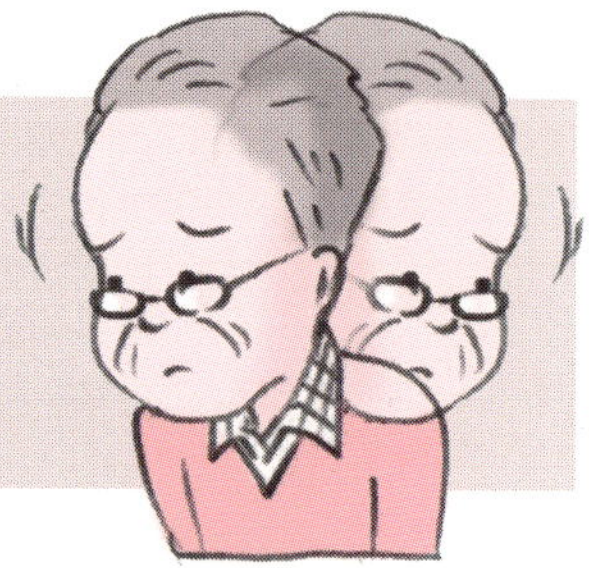

本人の気持ち

- 便所の場所がわからない
- 庭の隅（じつは部屋の隅）だと思った
- トイレまで間に合わなかった
- 失敗して情けない

A

すまないなぁ

本人も失敗したことに傷ついている

トイレがわからない

トイレ以外の場所に排尿するのは、中核症状の「見当識障害」のためと考えられます。トイレの場所がわからない、あるいは、間違えた場所をトイレだと思い込んでいるのです。また、「記憶の逆行性喪失」のため、最近の新しい洋式トイレが認識できず、旧式の便器や小便器を探している場合もあります。

トイレまで間に合わない

トイレまで行こうとしても、探しているうちに間に合わなくなる「生理的な原因」もあります。神経の機能障害のために尿意がわからない、膀胱炎などで排尿の回数が増えているような場合によく見られます。

先手を打つ

叱ってストレスをためるくらいなら、先手を打っておくことが効果的です。

たとえば、畳の上に排尿や排便をされては、後始末が大変です。事前に水を通さないシートを敷いておけば掃除も楽にすみます。また、トイレの壁に紙を貼っておくなど、本人が汚しそうな部分を最初からカバーしておけば、取り替えるだけですむでしょう。

貼り紙も効果的

トイレには「便所」「べんじょ」など、本人がはっきりトイレだと認識できる文字で貼り紙をしておきます。トイレだと思い込んでいる場所には「小便禁止」などと書いておいてもいいでしょう。

ワンポイント

排泄のトラブルは「一手だけ先手を打つ」で乗りきろう

こんなケースも

Q 汚れた下着を隠す

タンスの引き出しを開けたら、隅に汚れたままの下着が入っていてビックリ。思わず「汚い」と叱ってしまいました。

本人の気持ち

- 汚してしまって、どうすればいいかわからない
- 恥ずかしい

A 本人も排泄の失敗を自覚しており、なんとか知られずに隠しておきたいというプライドと羞恥心からくる行動です。このとき、叱責するのは逆効果で、ますます本人を傷つけてしまうことになります。「誰にでもあることだから気にしなくていいのに」と、できるだけ優しく接しましょう。

Q おむつを勝手にはずす

夜中、寝ている間におむつをはずしてしまいます。さすがに24時間トイレの誘導はできないので困っています。

本人の気持ち

- 気持ちがわるいので、とりたい

A おむつが汚れて不快、おむつそのものが不快、トイレに行く準備のためなどが考えられます。おむつを汚れたままにしないために、夜間でも2～3時間ごとに誘導する方法は効果的です。ポータブルトイレを用意して、尿意がなくても便座に座ってもらいます。また、はき心地のよいおむつを選びましょう。

Q 便を壁に塗る

廊下の壁に便がベッタリついていました。自分の便をあちこちに塗りたくるなんて信じられません。

本人の気持ち

- 手が汚れて困った
- 拭きたい

A 排便に失敗してしまい、それを隠そう、自分で始末しようとして失敗する「弄便《ろうべん》」という行為です。手についた大便を衣服や壁にこすりつけたり、便をタンスに隠したり、ときには口に入れることもあります。認知症が重度になると便を不潔と思わず、嗅覚や味覚も鈍くなります。まずは叱責せず、なにをしているのかを尋ね、ひとりぼっちにしないことも大切です。

5

介護する人へ性的な行為をしようとする

Q

ある夜、介護のために添い寝していた私（嫁）の布団に、認知症の義父が入ってこようとして大変なショックと嫌悪感を覚えました。いくら寂しくても、息子の嫁に手を出すなんて信じられません。

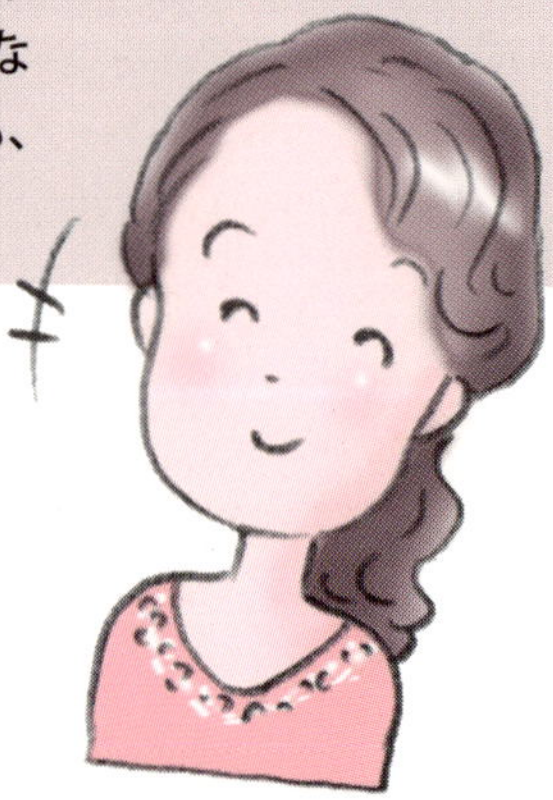

本人の気持ち

- 妻（じつは嫁）はやさしいなぁ

A

直接的な行為ではない

尊敬していた義理の父親が息子の嫁に手を出すなど、お嫁さんから見れば大きな衝撃でしょう。お舅さんを軽蔑し、介護放棄にもつながりかねません。

しかし、高齢者の性欲は必ずしも直接的な行為を求めているものではなく、寂しさや不安、愛情不足などが背景にあると考えられます。

妻だと思っていることも

特に認知症の人の場合は、「記憶の逆行性喪失」により、本人は若い時代にさかのぼって生きている可能性があります。その場合は、お嫁さんを自分の妻だと勘違いしていることも考えられるわけです。また、女性の認知症でも性的な行動は見られ、ヘルパーや訪問看護師など、家族以外の身近な人が対象となることもあります。

ワンポイント

お嫁さんを誘惑しようとしたわけではない

キャー、やめて！
いやらしい！

×禁句

思いきって相談を

性的なことは、デリケートな問題だけに、なかなか周囲にも相談できず、ひとりで抱え込んでしまうケースも多いようです。しかし、介護者にとってはストレスが大きく、やはり相談し打ち明けられる相手を持つことは大切です。思いきって家族や周囲に相談する、認知症専門の相談機関に電話してみるなど、ひとりで悩まないようにしましょう。

じょうずに避ける

強い口調で拒否したり、怖がったり、嫌悪感を見せたりするのは禁物です。相手を妻だと思い込んでいる場合、混乱して怒り出し、暴力をふるうこともあります。両手をギュッと握り、コミュニケーションをとりながら距離を置いて自分の身を守るなど、じょうずな忌避方法を見つけてください。

Q6 家を出て徘徊し、迷子になる

Q 行くアテもないのに家を出ては、しょっちゅう迷子になってしまいます。いなくなるたびに警察やご近所に連絡をし、探し回らなければいけないため、私たちも本当に疲れてしまいます。

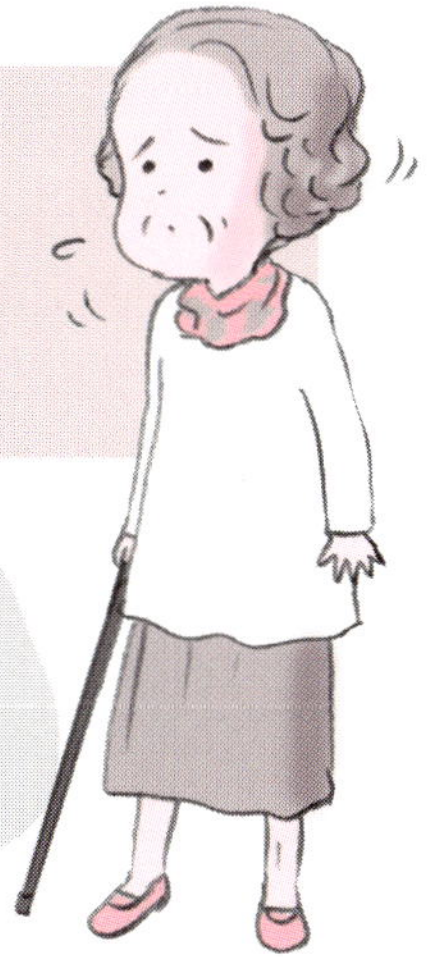

本人の気持ち

- 今日は通院の日だ
- もう家に帰らなくちゃ
- ○○に行かなくては
- 実家へ帰ろう

A

本人なりの意味がある

本人の心理的な背景を知ることが大切です。たとえば、場所の「見当識障害」の場合、買い物に出たものの帰り道がわからなくなってしまい、家に帰ろうとして必死に歩き回り迷子になります。また、「夕暮れ症候群」の場合は、昔の心地よい家に帰ろうとしているのです。

本人の世界に合わせる

ネームシールをつけたり、ＧＰＳ対応の携帯電話を持たせたり、近所にひと声かけておきます。

叱ったり、家に閉じ込めたりせず、自宅がいちばん安心して生活できる場所になるよう努力しましょう。

ワンポイント

徘徊には本人なりの事情や思考があることが多い

こんなケースも

Q 留守番していたはずなのに行方不明

本人の気持ち

捨てられた

A 誰もいない家に取り残されたことで、ひとりぼっちで捨てられたのではないかと思い、家族を探しに出かけてしまうことがあります。

Q 隣町の交番で保護された

本人の気持ち

ここはどこかしら、困ったわ

A 小銭しか入っていない財布を握っていたので、どうやら買い物に出たつもりらしい。けれど、スーパーへの道がわからなかったようです。

7 攻撃的なことを言ったりしたりする

Q

気に入らないことがあると突然、大声で怒鳴ったり暴力をふるったりします。家族と口論になった際、台所から庖丁を持ち出して威嚇したため、今まで献身的に介護してきた母がショックでとうとう寝込んでしまいました。

本人の気持ち

- うまく言葉が出てこない
- バカにするな！
- 助けて！（正当防衛だ！）
- イライラする

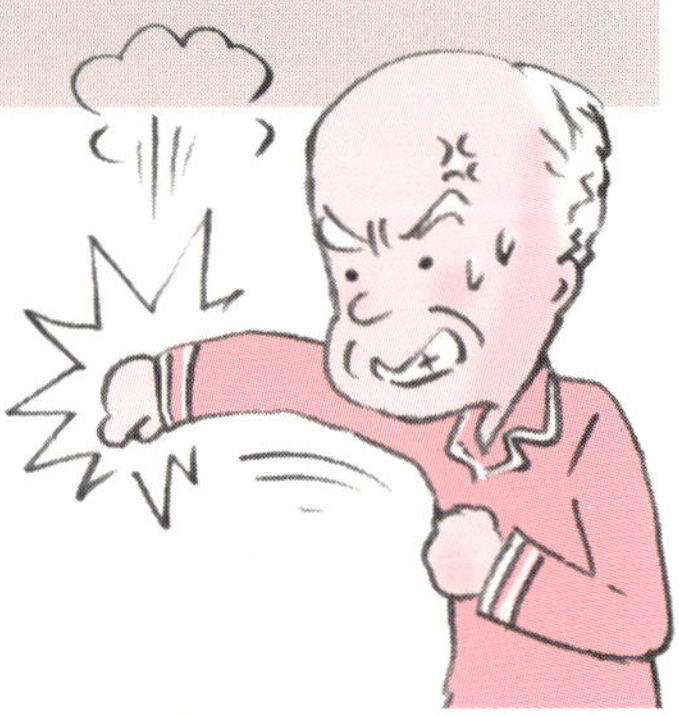

A

力で対抗し押さえ付ける ✕ 禁忌

気持ちを伝えられないとき

認知症の人が暴力をふるうケースは、「前頭側頭型認知症」によって、自分の気持ちを正確に伝えられないコミュニケーションの障害など、本人が感情のコントロールをうまくできない場合に現れることが多いようです。

本人の自尊心を傷つけない

しょっちゅう失敗している自分自身への憤りをはじめ、孤独、不安など、本人はいつも大きなストレスを抱えています。そんなとき、周囲にとってはたいしたことに思えないひと言やささいなことがきっかけで感情的になり、攻撃的になる場合があります。

間違った言動を訂正されたり、説得されたり、叱られたり、自分にとって不快で嫌な感情が芽生えたときなど。認知症の人の自尊心を傷つけるような言動には日頃から気をつけなければなりません。

おちついて対処を

暴力に対しては、介護者がおちつくことが大切です。身の危険があるような場合は、第三者に対応を頼み、介護者自身がいなくなったほうが、興奮がおさまる場合もあります。ただし、力の強い男性などが無理矢理力づくで暴力を押さえ込んだりするのは、本人がますます興奮するので、逆効果です。とにかく本人の興奮を鎮めることが第一です。

暴力が続き、介護者の対応が困難な場合は、訪問介護サービスを利用したり、精神科などの専門医に診てもらって、少し穏やかになれる薬を出してもらってもいいでしょう。

ワンポイント

日頃からできるだけほめて、よい気分にさせておこう

8 夜中に家族を起こし、しゃべりつづける

Q 夜中になると「誰かが来た」と雨戸を開けてしまったり、「○○さん」と家族を起こしたりします。そのあとは決まって、延々と話し相手をさせられます。本人は昼間寝ていますが、家族はそうもいかず、睡眠不足で限界です。

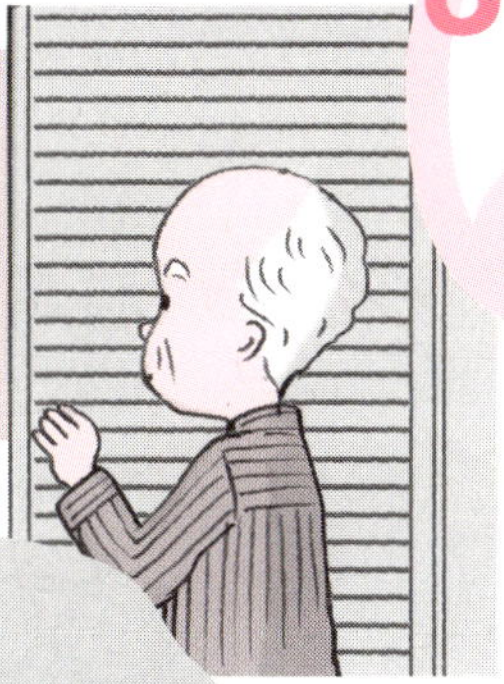

本人の気持ち

- 昼間ウトウトしているから眠くない
- 夜は暗くてシーンとしていて不安になる
- 心配ごとが頭から離れない
- 夜になると誰かが来る（と思い込んでいる）
- トイレが近い
- 体がかゆい

A

昼夜逆転には原因がある

時間の「見当識障害」により、昼夜逆転の生活になることがあります。さらに、「夜間せん妄」もあって、夜中に大騒ぎすることも考えられます。

昼夜逆転になる原因はさまざまです。ほかにも、昼間なにか興奮することがあって、その状態を引きずっている、心配事がある、排泄の問題（頻尿・残尿・便秘・下痢など）、空腹、体のかゆみ、部屋の環境（明るさ・音・室温・寝具など）がおちつかない、一日の生活リズムのずれ、日中の活動性の低下、睡眠薬や向精神薬など薬の影響も考えられます。

精神的な面と身体的な面の両方から行動や生活状態を見直し、昼夜逆転の原因を探ることが必要になります。

せん妄の原因

認知症のほか、脳血管障害、睡眠不足、薬物の副作用、体のどこかの痛みなど。脱水によって起こることも多い

介護者の負担を減らす

介護者は夜眠らずに介護を続けることはできません。家族が介護者ひとりに負担がかからないよう、夜間の介護を交替するか、デイサービスやショートステイを利用して、本人の一日の生活リズムを規則正しく戻すケアを考えることも大切です。

昼間は適度な刺激を

ふだんから、昼間は本人が趣味や友人とのおしゃべりを楽しむ時間、体を動かす時間をつくるなど、適度に刺激のある過ごし方ができるように工夫します。夜は刺激の少ないおちついた雰囲気づくりを心がけます。

ワンポイント

介護者が倒れないような手段を講じる

解説

じょうずな介護には 12 のポイントがある

介護は介護者ひとりが抱える問題ではなく、家族や地域がいっしょに取り組むべき問題です。12 のポイントを知り、ぜひ参考にしてください。

1 知は力なり、よく知ろう

認知症と介護の正しい知識と情報を得て、適切な介護の方法や利用できる社会制度・サービスを知りましょう。認知症相談や家族教室、家族の会の集いなどにも積極的に参加を。

2 割りきりじょうずは、介護じょうず

介護の負担を軽くするのも重くするのも、考え方しだい。ときには割りきりも必要です。

3 演技を楽しもう（P86 参照）

4 過去にこだわらないで現在を認めよう

認知症の人に昔のままの姿を求めてはいけません。現実を受け止め、本人が住んでいる現在の世界を認めましょう。

5 気負いは、負け

なんでもひとりで背負い込もうとせず、家族の協力や福祉サービスを利用しましょう。気力だけでは介護は続きません。

6 囲うより開けるが勝ち

認知症の人は家族の恥ではありません。家族や地域社会の理解と援助を受けられるよう、勇気を出して心を開きましょう。

7 仲間を見つけて、心軽く

同じ悩みを共有し、相談できる仲間を見つけるだけで心は軽くなり、毎日の介護も少し気が楽になります。

8 ほっと一息、気は軽く

福祉サービスをじょうずに利用して息抜きしましょう。週 1 日数時間でも介護から解放される時間は必須。罪悪感など必要ありません。

9 借りる手は、多いほど楽

自分の周りの援助の手を最大限利用して、長続きのする介護を実現しましょう。

10 ペースは合わせるもの

介護の原則は、認知症の人が形成している世界を理解して大切にし、その世界と現実とのギャップを感じさせないことです。本人のペースに合った介護を心がけましょう。

11 相手の立場でものを考えよう

認知症の人と介護者の間、介護者と周囲の人との間で混乱が生じます。それぞれの立場を思いやり、「お互いさま」と考えられる人間関係が大切です。

12 自分の健康管理にも気をつけて

まず介護者自身の身体的・精神的・社会的（家庭的）健康が、なにより大切な基本です。

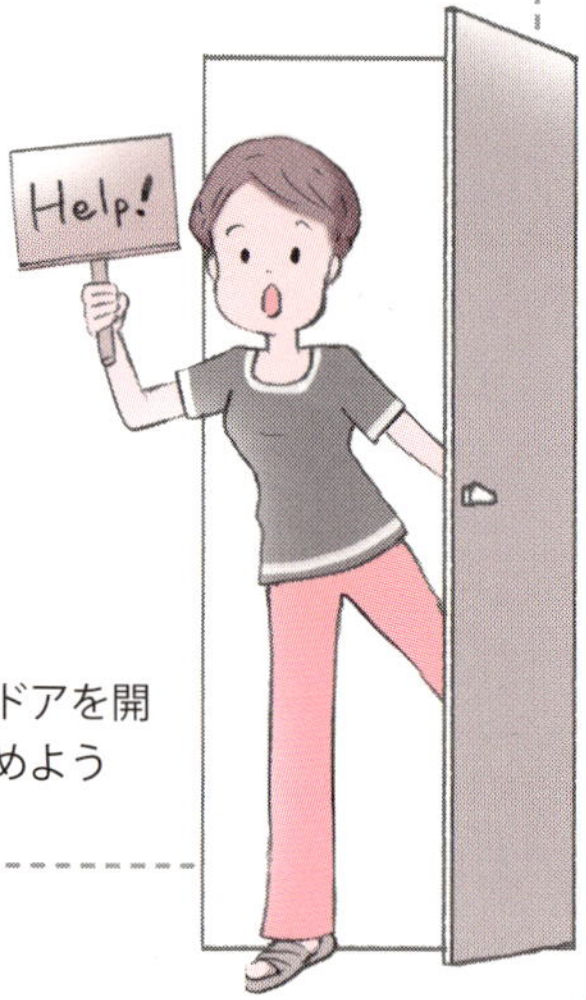

困ったときにはドアを開けて、助けを求めよう

■ 監修者プロフィール

杉山孝博（すぎやま・たかひろ）

川崎幸クリニック院長。公益社団法人認知症の人と家族の会（旧呆け老人をかかえる家族の会）全国本部の副代表理事、神奈川県支部代表。公益社団法人日本認知症グループホーム協会顧問。公益財団法人さわやか福祉財団評議員。1947 年愛知県生まれ。東京大学医学部附属病院で内科研修後、川崎幸病院で地域医療に取り組む。1998 年同病院の外来部門を独立させて川崎幸クリニックを設立し、院長に就任、現在に至る。主な著書に『認知症・アルツハイマー病 早期発見と介護のポイント』（PHP 研究所）、『介護職・家族のためのターミナルケア入門』（雲母書房）、『痴呆性老人の地域ケア』（医学書院）など多数。

こころライブラリー　イラスト版

認知症《にんちしょう》の人《ひと》のつらい気持《きも》ちがわかる本《ほん》

2012年 8 月24日　第 1 刷発行
2021年10月28日　第11刷発行

監修　杉山孝博（すぎやま・たかひろ）
発行者　鈴木章一
発行所　株式会社 講談社
東京都文京区音羽２丁目-12-21
郵便番号　112-8001
電話番号　編集　03-5395-3560
販売　03-5395-4415
業務　03-5395-3615
印刷所　凸版印刷株式会社
製本所　株式会社若林製本工場

N.D.C.493　98p　21cm

ISBN978-4-06-278968-4

● 編集協力
武田央代
オフィス２０１

● カバーデザイン
小林はるひ
（スプリング・スプリング）

● カバーイラスト
アフロ

● 本文デザイン
南雲デザイン

● 本文イラスト
小林裕美子

● 取材協力
３つの会

■ 参考文献・参考資料

『痴呆の人の「思い」に関する調査』
社団法人 呆け老人をかかえる家族の会

『改訂認知症の理解と介護
－認知症の人の世界を理解しよい介護をするために－』
杉山孝博

『家族が認知症になったら読む本』杉山孝博（リヨン社）

『認知症・アルツハイマー病 介護・ケアに役立つ実例集』
杉山孝博（主婦の友社）

『図説 認知症高齢者の心がわかる本』平澤秀人（講談社）

KODANSHA

本書をまとめるにあたり、公益社団法人認知症の人と家族の会にご協力いただきました。
ここにお礼を申し上げます。

講談社 健康ライブラリー イラスト版／スペシャル

認知症と見分けにくい「老年期うつ病」がよくわかる本

慶応義塾大学医学部精神・神経科学教室教授
三村 將 監修

もの忘れ＝認知症とはかぎらない！ 見逃されやすい高齢者のうつ病。要注意サインから治療法まで徹底解説。

ISBN978-4-06-259778-4

レビー小体型認知症がよくわかる本

横浜市立大学名誉教授
小阪憲司 監修

幻視に注意！ アルツハイマー型に続く第二の認知症。病気の見極め方から治療法、介護のコツまで徹底解説。

ISBN978-4-06-259779-1

狭心症・心筋梗塞
発作を防いで命を守る

国家公務員共済組合連合会立川病院院長
三田村秀雄 監修

もしものときに備えて自分でできる対処法。発作を防ぐ暮らし方と最新治療を徹底解説！

ISBN978-4-06-259817-0

不整脈・心房細動がわかる本
脈の乱れが気になる人へ

東京慈恵会医科大学循環器内科教授
山根禎一 監修

不整脈には、治療の必要がないものと、放っておくと脳梗塞や心不全になるものがある。不整脈の治し方とつき合い方を徹底解説。

ISBN978-4-06-512942-5

認知症の人の不可解な行動がわかる本

川崎クリニック院長
公益社団法人認知症の人と家族の会副代表理事
杉山孝博 監修

どんな行動にも、本人なりの理由や思いがあります。困った行動への対処法がわかる

ISBN978-4-06-259690-9

まだ間に合う！ 今すぐ始める認知症予防
軽度認知障害(MCI)でくい止める本

東京医科歯科大学特任教授／メモリークリニックお茶の水院長
朝田 隆 監修

脳を刺激する最強の予防法「筋トレ」&「デュアルタスク」。記憶力、注意力に不安を感じたら今すぐ対策開始！

ISBN978-4-06-259788-3

COPDのことがよくわかる本
長引くせき、たん、息切れで悩む人に

東京女子医科大学八千代医療センター呼吸器内科教授
桂 秀樹 監修

歩くと息切れがする喫煙者は要注意。基礎知識から、悪化を防ぐ暮らし方、体づくりのための治療法まで徹底解説！

ISBN978-4-06-517762-4

心臓弁膜症
よりよい選択をするための完全ガイド

国際医療福祉大学三田病院心臓外科特任教授
加瀬川 均 監修

患者数・手術数とも多いのに知られていない一方、放置すれば心房細動や心不全のおそれも。基礎知識から最新治療法まで徹底解説。

ISBN978-4-06-523502-7